대한영양제처방학회 주관

# 식품분석 전문가

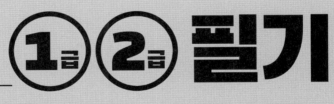

① 1급 ② 2급 필기

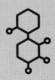

# 문제정복하기

김갑성 · 최성덕 · 임종민 공저

피앤피북

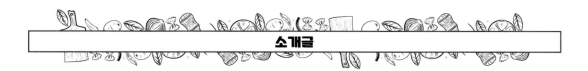

# 소개글

　오늘날 전 국민이 건강식품인 영양제를 적어도 하나 이상씩 구입하여 드시는 것이 현실입니다. 문제는 전문가의 조언이 아닌 TV 광고를 비롯한 매스미디어의 선전에 의해 건강식품(영양제)를 선택하는 데 있습니다.

　대한영양제처방학회에서는 국민건강보호 차원에서 무분별한 선택과 남용을 막기 위해, 현장에서 건강식품을 고객에게 직접 판매하는 서비스업 종사자들을 대상으로 건강식품에 대한 효능을 비롯한 부작용 그리고 섭취 가능 음식, 사용 목적, 작용기전, 금기사항, 약물과의 상호작용에 이르기까지 교육을 통해 지식의 함양을 목표로 하고 있습니다.
　동시에 식품분석전문가 자격증(등록민간자격번호 제2020-000836호)을 관리하는 자격 발급 기관으로서 대한영양제처방학회는 그 역할에 충실하겠습니다.

　건강식품 서비스업 종사자들이 식품분석전문가 자격증 취득을 통해 건강식품 판매현장에서 보다 고객들에게 믿음을 주는 동시에 건강식품을 잘 선택할 수 있도록 도움을 줄 수 있을 것이라고 생각합니다.

　의사 및 약사로 구성된 의약전문가단체인 대한영양제처방학회는, 향후 시험관리 및 교육을 통해 배출된 식품분석전문가 자격증을 지닌 건강식품 종사자들의 건강식품 상담 서비스의 질적 향상을 꾸준히 올려 국민의 건강증진이 더욱 안전하게 잘 관리될 수 있도록 노력하겠습니다. 감사합니다.

대한영양제처방학회 식품분석전문가 자격증 시험관리위원회

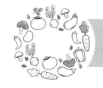

# 차 례

■ 영양제 처방 소개

■ 식품분석전문가 1급, 2급 필기문제

■ 부록 – 질환별 영양제 처방

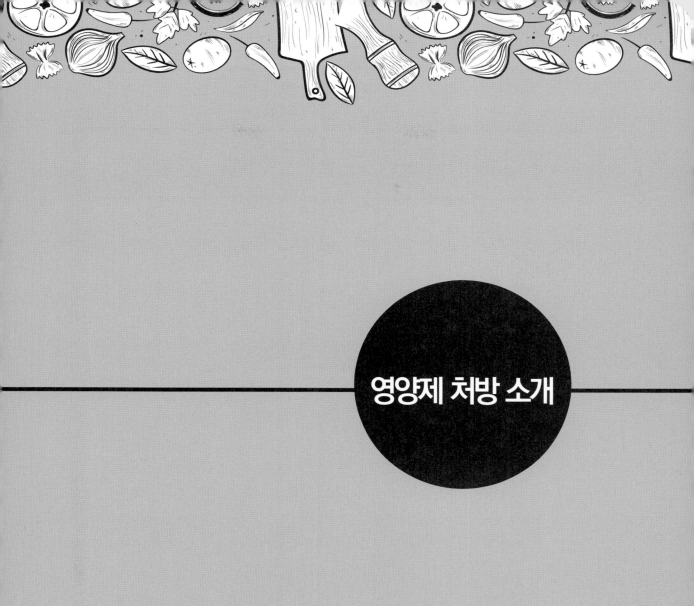

# 영양제 처방 소개

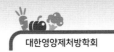
## 01 | 건강기능식품(건기식 또는 건식)은 미국에도 있나요?

• '건강기능식품'이란 단어는 1980년대 일본에서 사용되기 시작한 단어로 미국에선 nutraceutical이라 불린다. 사전에 건강기능식품을 검색해보면 health functional food 란 단어가 나오는데 오히려 이 단어는 미국인들에게 생소하다. FDA에서 건강기능식품은 functional food 혹은 nutraceutical 단어를 사용한다. 그러나 nutraceutical이란 단어가 법으로 규정되어 있지 않아서 건강기능식품을 dietary supplement, drug, food ingredient, and food 중 하나로 분류해 관리 규정한다. 미국 내에서 건강기능식품이란 표현은 아직까지 애매한 개념으로 자리 잡혀 있지만 이미 오래 전부터 많은 사람들이 복용해왔고, 미국 내 건강기능식품의 시장 또한 매년 성장하고 있는 추세다.

• 미국 내 건강기능식품의 개념이 정확하지 않아서 대중은 dietary supplement 혹은 출처가 생약 쪽이면 herbal supplement라 부르고 있으며, 이들을 통틀어 natural supplement라고도 부른다. 영양제와 건강기능식품은 요가나 침술, 물리치료 등과 함께 complementary and alternative therapy 혹은 non-pharmacological treatment로서 약물치료에 추가적으로 혹은 약물을 대신하는 치료방법으로 환자치료에 도입되어 적극적으로 이용되고 있다.

## 02 | 영양소 섭취기준은 무엇인가요?

2015년 보건복지부와 한국영양학회는 〈한국인 영양소 섭취기준〉을 발간하였다. 미국 IOM 에서 2008년도에 발간한 Dietary Reference Intakes(DRIs)와 2,000여 건의 문헌들 및 국가자료를 참고하여 한국인의 기준에 맞게 제정한 한국인을 위한 영양소 섭취 기준을 만들 었다. 영양소 섭취기준에는 각 영양소의 평균필요량, 권장섭취량, 충분섭취량, 상한섭취량을 포함하고 있다. 각 영양소에 우리 몸에 필요한 양의 과학적인 근거가 제시된 경우 평균필요 량과 권장섭취량이 제정되었고, 근거가 충분치 못할 경우 충분섭취량을, 과잉섭취로 인해 인체에 유해한 영향에 대한 근거가 있는 경우 상한섭취량으로 제정했다.

### ■ 평균필요량 (Estimated Average Requirement, EAR)

평균필요량은 건강한 사람들의 하루 영양소 필요량의 중앙값으로부터 산출된 값으로서 집 단의 50%가 필요량을 만족하는 섭취량이다. 한 집단에서 평균필요량만큼 영양소를 공급 하면 10명중 5명꼴로 영양소가 부족하다는 말이다.

### ■ 권장섭취량 (Recommended Nutrient Intake, RNI)

권장섭취량은 집단의 건강한 대부분의 사람(97~98%)의 영양소 필요량을 만족하는 섭취 량이다. 그러나 평균섭취량이 권장섭취량과 동일할 경우 이론상으로 해당 영양소의 섭취 량이 부족할 확률을 가질 대상자가 16~17% 정도 존재한다.

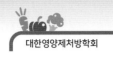
■ 충분섭취량 (Adequate Intake, AI)

- 충분섭취량은 부족상태를 나타내는 사람이 없다고 판단되는 건강한 사람들을 대상으로 해당 영양소의 일일섭취량을 조사해 섭취량 분포의 중앙값을 구한 값이다. 따라서 누구나 충분섭취량만큼 각 영양소를 섭취한다면 적절한 섭취상태라고 볼 수 있다.

- 그러나 충분섭취량은 해당 영양소에 과학적인 근거가 부족하여 평균필요량과 권장섭취량을 설정할 수 없는 경우에 영양섭취 부족 상태를 예방하기 위해 설정된 지표이다.

■ 상한섭취량 (Tolerable Upper Intake Level, UL)

- 상한섭취량은 과다 섭취로 인한 건강 위해의 위험이 없는 최대 섭취량으로서 영양소의 과다 섭취를 예방하기 위해서 설정되었다. 상한섭취량을 초과하여 섭취할 경우 건강 위해가 일어날 위험이 존재한다.

▶ 이상적인 영양소 섭취량의 범위

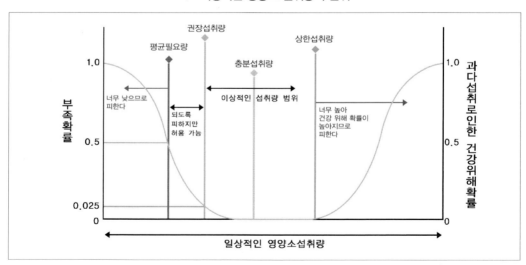

▶ 출처 : 2015 한국인 영양소 섭취기준, 보건복지부 & 한국영양학회

- 영양소 섭취기준을 위한 연령군은 생애주기에 따라 구분하였다. 영아기는 0-5개월과 6-11개월, 유아기는 1-2세와 3-5세로 구분하였고, 아동기(6-8세, 9-11세)와 청소년기(12-14세, 15-18세)는 남녀를 구분하여 각각 두 개의 구간으로 설정하였다. 성인기와 노인기는 남녀를 구분하여 각각 세 개의 구간(19-29세, 30-49세, 50-64세)과 두 개의 구간(65-74세, 75세 이상)으로 분류하였다.

- 에너지를 공급하는 탄수화물과 지질은 적정 섭취수준을 설정할 과학적인 근거가 부족하기 때문에 평균필요량이나 상한섭취량을 설정하지 않지만 에너지 섭취 비율이 건강과 관련성이 있다는 과학적 근거가 있기 때문에(Hu 등, 2012; Numao 등, 2012), 탄수화물, 지질, 단백질의 에너지 적정 비율을 설정하였다. 에너지 적정 비율은 각 영양소를 통해 섭취하는 에너지의 양이 전체 에너지 섭취량에서 차지하는 비율의 적정 범위로 제시하였다. 각 다량 영양소의 에너지 적정 범위는 무기질과 비타민 등의 다른 영양소를 충분히 공급하면서 만성질환 및 영양 불균형을 예방할 수 있는 에너지 섭취 비율을 근거로 설정했다. 따라서 각 다량 영양소의 에너지 섭취 비율이 제시된 범위를 벗어나는 것은 건강문제가 발생할 위험이 높아진다는 것을 의미한다.

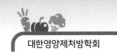
## 03 | 국제단위, International Unit (IU)가 무엇인가요?

- 흔히 비타민 A나 D군이 함유된 영양제를 살펴보면 milligram(mg), microgram(mcg, $\mu$ g) 같은 잘 알려진 단위와는 다르게 400IU, 1000IU, 2000IU같이 IU라는 특별한 단위가 사용되는 것을 볼 수 있다. IU는 약리학에서 사용되는 단위로서, 한 물질이 인체 내에서 생리 활성이나 효능을 발생시킬 수 있는 양을 나타내는 단위이다. 같은 효과를 나타내는 여러 화합물의 생리 활성도가 제각기 다를 경우에 사용되고 물리적 화학적으로 정량이 불가능한 물질의 역가를 통일하기 위해서 국제적으로 승인, 사용되고 있는 단위이다.

- 예를 들어서 Vitamin A 같은 경우 Retinol(레티놀), Beta-carotene(베타카로틴) 등 여러 가지 형태로 존재하는데, 각 형태마다 인체에 작용하는 생리 활성도가 다르기 때문에 같은 질량을 인체에 투여했을 경우 다른 생리 활성도를 갖게 된다. 이 차이점을 극복하기 위해서 IU를 사용하게 되었고, Vitamin A 1IU의 경우 Retinol 형태는 0.3mcg의 질량을, Beta-carotene 형태는 0.6mcg의 질량을 가지게 된다. 다시 말해 각 성분을 투여할 경우 동일한 생리 활성도를 갖기 위해선 2배의 베타카로틴 성분이 필요한 것이다.

  - 1IU = 0.3mcg Retinol
  - 1IU = 0.6mcg Beta-carotene

# 04 | International Unit 단위 변환기

- Vitamin A
- 1IU = 0.3mcg of Retinol
- 1IU = 0.6mcg of Beta-carotene


- Vitamin D
- 1IU = 0.025mcg of Vitamin D


- Vitamin E
- 1IU = 0.67mg of d-alpha-tocopherol (natural)
- 1IU = 0.9mg of dl-alpha-tocopherol (synthetic)


- New conversion required by FDA
- 기존에 사용되고 있는 International Unit은 1968년도에 제정된 RDA를 기초로 하여 만들어진 단위이다. FDA는 이미 2008년도에 새로운 DRI가 새로이 제정된 상태에서 RDA를 계속 유지하는 것은 적법성에 어긋나고3 소비자들에게 잘못된 정보를 준다고 판단했다. 따라서 2016년 5월, FDA는 새로운 단위를 적용해 2020년까지 International Unit의 사용을 중단시키기로 결정했다.
- 한국 보건복지부도 국제적인 추세를 따라 International Unit의 사용 대신 새로운 기준의 단위를 적용하게 되었다.


- 비타민 A (Vitamin A)
- IU에서 mcg RAE (Retinol Activity Equivalents)로 바뀐다. RAE는 레티놀을 기준으로 하여 다른 형태의 비타민 A를 투여했을 때 1mcg 레티놀을 투여했을 때와 동일한 효능이 나타나는 용량이다.
- 1mcg RAE = 1mcg retinol
- 1mcg RAE = 2mcg supplemental beta-carotene
- 1mcg RAE = 12mcg beta-carotene

- · 1mcg RAE = 24mcg alpha-carotene
- · 1mcg RAE = 24mcg beta-cryptoxanthin

– 비타민 D (Vitamin D)
- · IU에서 mcg단위로 바뀐다.
- · 1IU Vitamin D = 0.025mcg Vitamin D

– 비타민 E (Vitamin E)
- · IU에서 mg alpha-tocopherol로 바뀐다.
- · 1mg Vitamin E (as alpha-tocopherol) = 1mg of natural alpha-tocopherol
- · 1mg Vitamin E (as alpha-tocopherol) = 2mg of synthetic alpha-tocopherol

– 엽산 (Folate)
- · mcg에서 mcg DFE (Dietary Folate Equivalents)로 바뀐다.
- · 1mcg DFE = 1mcg folate
- · 1mcg DFE = 0.6mcg folic acid

– 나이아신 (Niacin)
- · mg에서 mg NE (Niacin Equivalents)로 바뀐다.
- · 1mg NE = 1mg niacinamide
- · 1mg NE = 1mg inositol hexanicotinate
- · 1mg NE = 1mg niacin
- · 1mg NE = 60mg tryptophan (평균적으로 간에서 60mg의 tryptophan을 사용해 1mg의 niacin을 생성함)

## 05 | 근거수준의 정의

- 높은 근거 A – 2개 이상의 메타/리뷰 혹은 잘 진행된 1개의 메타/리뷰
- 중간 근거 B – 2개 이상의 무작위 배정 임상연구 혹은 1개의 메타/리뷰
- 낮은 근거 C – 1개의 무작위 배정 임상연구 혹은 비무작위 배정 임상연구
- 낮은 근거 D – 제한적인 연구결과 또는 전문가 의견

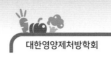

## 06 | 영양제 복용 전 알아두면 좋은 것들

■ **영양제를 복용하기 전에 반드시 신장사구체 여과율 검사를 체크하자**

타 대학병원에서 건강검진을 하였는데, 궁금증이 있어 대치동 365열린가정의학과로 검진 자료를 가지고 왔다.

환자가 궁금했던 것은, 사구체 여과율(eGFR)이 정상 범위 수치보다 떨어져 있는데 어떤 상태이냐는 것이었다.

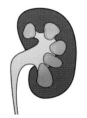

| 신장기능 검사 (Renal Function Test) | | | | |
|---|---|---|---|---|
| 요소질소(BUN) | 13 | 17 | mg/dl | 남8.1-22.0 여7.8-20.5 |
| 크레아티닌(Creatinine) | 0.9 | 0.8 | mg/dl | 남0.8-1.2 여0.6-0.9 |
| B/C Ratio | 14.4 | 21.2 | | 7 - 20 |
| 사구체여과율(eGFR) | ∨ 63.6 | 73.1 | mL/min/1.73㎡ | 성인100~130 |

● 신장은 체내 노폐물을 걸러내는 중요한 역할을 하며 각 검사항목 수치의 상승은 신장기능 저하를 추측할 수 있습니다.

한 환자의 신장 기능 검사 결과 내용을 살펴보자.

요산질소(BUN), 크레아티닌(Creatinine), B/C Ratio 등은 정상 범위 안에 있다.

그러나 사구체 여과율(eGFR)이 63.6으로 낮다. 성인기준 정상 범위는 100~130이다. (대개 90 이상을 정상으로 본다).

위처럼 BUN, Creatinine은 정상이나 사구체 여과율(eGFR)이 떨어진 경우 신기능 저하가 시작되는 초기이므로 이때부터 식습관에 주의를 기울여야 한다.

▶ 사구체 여과율 특징, 증상, 치료표

| 단계 | 사구체여과율 | 특징 | 증상 | 치료 |
|---|---|---|---|---|
| 정상 혹은 1단계 | 분당 90mL 이상 | 신장 기능은 정상. 이 경우 혈뇨, 단백뇨 등 손변 검사 이상이 없을 경우 정상이다. 하지만 혈뇨, 단백뇨 등 초기 신장손상의 증거가 있는 경우에는 사구체여과율이 정상이라도 만성질환 1단계에 해당될 수 있다. | 무증상 | 혈뇨, 단백뇨 여부를 체크하고 이상이 있을 경우 원인을 찾아서 교정한다. |
| 2단계 | 분당 60mL 이상~ 90mL 이하 | 신장기능이 감소하기 시작 | 무증상 BUN, 크레아티닌 등 혈액 검사수치 이상이 나타남 | 혈압조절 원인을 치료 |
| 3단계 | 분당 30mL 이상~ 59mL 이하 | 신기능이 더욱 감소 | 피로, 식욕감퇴, 가려움증이 더욱 악화 | 혈압조절, 신장기능 악화를 늦추기 위한 치료 |
| 4단계 | 분당 15mL 이상~ 29mL 이하 | 생명유지에 필요한 신장의 기능을 겨우 유지하는 수준 | 피로, 식욕감퇴, 가려움증이 더욱 악화 | 투석 준비, 이식 가능성에 대해서도 준비한다 |
| 5단계 | 분당 15mL 미만 | 신장기능이 심각하게 손상되어 투석이나 이식없이는 생명을 유지하기 어렵다. | 수면 장애, 호흡곤란, 가려움, 구토 | 투석 또는 이식을 시행받아야 한다 |

▶ 출처 : 대한신장학회 www.ksn.or.kr

상기 환자의 경우 63.6mL/min으로 2단계에 해당된다. 이 환자는 혈압도 정상, 당뇨도 없고, 다른 사항도 정상 소견이라서 6개월마다 추적혈액검사를 권고한 상태다.

이렇게 신기능이 저하된 환자들이 특히 주의해야 할 것들은 한약, 허브, 민간약제 등 철저하게 검증이 되지 않은 것들은 복용하지 말아야 한다는 점이다. 약 중에서는 신장에서 대사를 하여 신장에 부담을 줄 수 있는 소염진통제(NSAIDs) 및 항생제 사용에 신중을 기해야 한다.

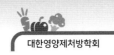
■ 논문 "급성 독성간염 159예의 임상적 고찰"을 통해 검증이 안 된 민간약제의 위험성에 대한 경고 - 복용 전 간기능 검사의 필요성 인식 제고

약으로 인한 간 손상에 대해서 국내에서는 대부분 증례보고 형식이 많고 전향적 연구나 비교분석연구는 많지 않다.

한약을 포함한 민간약제의 독성감염에 대해 논문적 가치의 인용지수가 높은 국립충남대학교 병원에서 나온 논문을 살펴보면, **"한약에 의한 간 손상이 41.5%로 민간약제(34%)와 약(24.5%)보다 훨씬 높다"**는 결론의 논문으로 급성독성간염을 일으켜서 대학병원에 입원한 원인이 무엇 때문이었는가에 대한 논문이 있어 올린다. 미국 및 한국 FDA에 의해 임상 3차까지 통과되지 못한 한약은 안전하지 않다.

논문을 살펴보자. 이 논문에 의하면 약인성 간염에 대한 분석한 연구를 보면, 원인물질로 한약에 의한 경우가 41.5%, 민간약제에 의한 경우가 34%, 의사의 처방에 의한 약제가 24.5%이다. 한약이 병의원 약보다 더 안전하지 못하다는 증거이다. 민간약제는 빈도순으로 봉삼, 안진쑥, 인삼, 칡, 상황버섯, 개소주, 가시오가피, 녹용 등이 원인이었으며, 특히 **한약의 경우 대부분 원인물질을 확보하지 못했다. 이유는 한약은 원료명 약제를 섞어 열을 가열하여 달이기 때문에 원인성분 분석이 안 되기 때문이다.** 병원에서 처방되는 약 중에서는 항생제가 가장 많았고 그 외에는 NSAIDs, Azathioprine, 그리고 Ketoconazole을 포함한 항균제가 많다.

약인성 간 손상으로 발생할 수 있는 증상으로는 황달, 복통, 피로감, 오심, 발열, 구토, 가려움증, 식욕부진, 소화불량 등이 있으며, 증상이 나타나지 않는 경우도 있다. 약인성 간 손상은 대부분 약제를 중단하고 보존적인 치료를 하면 좋아지는데, 일부 환자의 경우 약을 중단하지 않고도 간 기능이 호전되는 것을 기대할 수 있다. 하지만 황달을 동반하는 경우 사망률이 높게는 10%까지 보고되고 있어 약물중단이 필요하며, 이에 대하여 미국 FDA는 최근 ALT가 정상 상한치의 8배 이상인 경우, ALT가 2주 동안 정상 상한치의 5배 이상인 경우, ALT가 정상 상한치의 3배 이상이면서 빌리루빈이 정상 상한치의 2배 이상인 경우, PT(INR)가 1.5배 이상인 경우에는 약물 중단을 권고하고 있다. 또한 일부 지속적인 면역반응을 일으키는 환자에서는 스테로이드가 병의 경과를 단축시키는데 도움을 줄 수 있다고 알려져 있다.

---

### 급성 독성간염 159예의 임상적 고찰
## Clinical characteristics of 159 cases of acute toxic hepatitis

Korean Journal of Hepatology 2008년 14권 4호 p.483 ~ 492

강선형 ( Kang Sun-Hyung ) - 충남대학교 의과대학 내과학교실

이현영 ( Lee Heon-Young ) - 충남대학교 의과대학 내과학교실
김석현 ( Kim Seok-Hyun ) - 충남대학교 의과대학 내과학교실
이병석 ( Lee Byung-Seok ) - 충남대학교 의과대학 내과학교실
김정일 ( Kim Jung-Il ) - 충남대학교 의과대학 내과학교실
김은미 ( Kim Eun-Mi ) - 충남대학교 의과대학 내과학교실
고평곤 ( Goh Pyung-Gohn ) - 충남대학교 의과대학 내과학교실
황세웅 ( Hwang Se-Woong ) - 충남대학교 의과대학 내과학교실
고광훈 ( Ko Kwang-Hun ) - 충남대학교 의과대학 내과학교실
정경혜 ( Joung Kyong-Hye ) - 충남대학교 의과대학 내과학교실

### Abstract

**목적:** 최근 급성 간염의 많은 원인이 독성간염으로 밝혀지고 있지만 아직 그 빈도나 임상양상, 예후에 대해서는 연구가 부족한 실정이다. 이에 연구자들은 단일 기관에서 독성간염으로 진단받은 환자들에 대해서 임상양상과 예후에 대해서 알아보고자 하였다.

**대상과 방법:** 2003년 3월부터 2008년 3월까지 단일 기관에서 독성간염으로 진단받은 환자 159예를 대상으로 의무기록을 바탕으로 후향적으로 분석하였다. Modified RUCAM score를 이용하여 4점 이상인 환자들을 대상으로 하였고 간손상의 형태는 혈청 간효소치를 이용한 R값(ALT/ALT 상한치/ALP/ALP 상한치)에 따라 간세포형, 담즙정체형, 혼합형으로 분류하였다. 모든 환자에서 A형, B형, C형간염에 대한 검사를 시행하였으며 자가면역간염 등의 다른 간염의 원인을 배제하였다.

**결과:** 독성간염의 남녀 비는 62:97로 여자가 더 많았고, 연령은 51.0±15.4(범위, 16~90세)였다. 원인은 민간약제에 의한 것이 34%(54/159), 한 의사가 처방한 한약이 41.5%(66/159)였으며, 의사 처방에 의한 약제가 23.9%(38/159)였다. 민간약제는 봉삼이 14예(8.8%)로 가장 많았으며, 의사가 처방한 약 중에서는 항생제가 14예(8.8%)로 가장 많았다. 증상은 황달이 41.5%로 가장 많았으며, 복통(32.7%), 피곤함(20.1%), 오심(20.1%), 구토(10.1%), 가려움증(10.1%)의 순이었다. 내원 시 혈청생화학검사 소견은 AST 729.4±877.0 IU/L, ALT 857.1±683.0 IU/L, 총 빌리루빈 6.4±6.5 mg/dL, ALP 209.8±129.5 IU/L, GGT 227.6±284.8 mg/dL였다. 간손상의 유형은 담즙정체형이 6.9%, 간세포형이 60.4%, 혼합형이 32.7%였다. 입원기간은 10.0±9.5일, 간기능 수치가 정상으로 회복되는 데 걸린 시간은 31.0±29.5일이었다. 다중회귀분석 시 입원기간은 내원 당시의 혈청 알부민 및 총 빌리루빈 수치와 연관이 있었으며 식욕부진이 있는 환자에서 입원기간이 길었다(P<0.05). 회복기간은 내원 당시의 혈청 총 빌리루빈 수치와 연관이 있었으며, 복통을 호소한 환자에서 회복기간이 짧았다(P<0.05). 성별이나, 연령, BMI, 음주 여부, 약제의 복용기간은 유의한 연관성이 없었다. 159예 중 2예에서 사망하였으며 각각 B형 간경변증과 알코올간경변증이 독성 악화된 경우였다.

**결론:** 급성 독성간염은 민간약제와 한약에 의한 원인이 대부분이었고 간세포형이 가장 많았으며 내원 당시의 간기능의 정도가 입원기간 및 회복기간을 결정하였다.

▶ 출처 : http://kmbase.medric.or.kr/Main.aspx?menu=01&d=KMBASE&m=VIEW&i=1103920080140040483

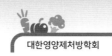 

그리고, 미국 Mayo Clinic에서 언급한 Herbal 제제에 대한 내용을 볼 수 있다.

▶미국 Mayo Clinic에서 허브, 한약 등 민간약제 복용 시 주의사항

## Who shouldn't use herbal supplements?

If you have health issues, it's essential that you talk with your doctor before trying herbal supplements. In fact, in some high-risk situations, your doctor will likely recommend that you avoid herbal supplements altogether.

It's especially important that you talk to your doctor before using herbal supplements if:

처방약이나 약국약복용시 금지

- **You're taking prescription or over-the-counter (OTC) medications.** Some herbs can cause serious side effects when mixed with prescription and OTC medications, such as aspirin, blood thinners or blood pressure medications. Talk to your doctor about possible interactions.

임신, 모유수유시 금지

- **You're pregnant or breast-feeding.** Medications that may be safe for you as an adult may be harmful to your fetus or your breast-feeding infant. As a general rule, don't take any medications — prescription, OTC or herbal — when you're pregnant or breast-feeding unless your doctor approves.

수술시 금지

- **You're having surgery.** Many herbal supplements can affect the success of surgery. Some may decrease the effectiveness of anesthetics or cause dangerous complications, such as bleeding or high blood pressure. Tell your doctor about any herbs you're taking or considering taking as soon as you know you need surgery.

18세 미만 및 65세 이상 금지

- **You're younger than 18 or older than 65.** Few herbal supplements have been tested on children or have established safe doses for children. And older adults may metabolize medications differently.

▶ 출처 : 미국 Mayo Clinic
https://www.mayoclinic.org/healthy-lifestyle/nutrition-and-healthy-eating/in-depth/
herbal-supplements/art-20046714

■ FDA에 의해 검증되고 인정된 약보다 한약과 민간약제를 포함한 허브에서 부작용이 훨씬 많은 이유는 무엇인가?

우리가 먹는 약을 포함한 모든 음식물은 간에서 대사가 일어나고 콩팥에서 처리되어 소변으로 배설된다.

주로 시중에 판매되는 한약과 민간 약제들은 농축 엑기스 형태로 판매되는데 주목해야 한다. 이러한 **농축 엑기스 형태를 복용할 경우, 평소 간이나 신장이 해독 및 대사 처리를 할 수 있는 양보다 훨씬 많은 양의 해당 성분이 한꺼번에 쓰나미처럼 우리 몸에 던져지면서 체내에 부작용이 일어날 확률이 높아지게 된다.**

또한 식물에는 칼륨(K)과 인(P)이 많이 들어 있어서 엑기스 형태로 과량 섭취 시 콩팥과 심장에 타격을 가하게 된다. 병원에서 저칼륨혈증이 있는 환자들에게 과일을 갈아서 즙으로 먹으라고 하는 이유는 과일에 함유된 칼륨(K)을 섭취하게 하려는 것이다. 이러한 과일도 농축액으로 과량을 섭취하게 되면 환자의 병력 상황에 따라 위험할 수도 있다는 점을 기억하자. 밥도 많이 먹으면 체하지 않는가.
우리 몸은 자기가 처리할 수 있는 일정량 이상의 용량이 몸에 들어갈 경우 탈이 나게 마련이다. 모든 것이 과유불급이다.

FDA에서 엄격한 검증과 임상시험을 통해 인정받은 것이 아닌 한약 및 민간 약제를 포함한 허브를 복용 시에는 무엇보다도 병의원에 가서 반드시 본인의 간 기능 및 신장 기능을 확인하고, 기능저하 소견을 받았다면 복용을 피하는 것이 건강에 이롭다.
또한 복용 중인 한약 및 영양제를 약사와 의사에게 상시로 알려주고 약사와 의사는 환자에게 이들의 복용 여부를 매번 질문함으로써 부작용 및 독성 사례를 최소화시킬 수 있다.

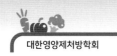
■ 영양제에는 성분명 양양제와 원료명 영양제가 있다. 어떻게 이해해야 하는가?

병의원 약국에서 판매하는 영양제는 비타민, 미네랄제제 등은 성분명 영양제라고 할 수 있다.

☞ 칼슘, 셀레늄, 비타민C 등은 원료명이 아닌 성분명이다. 아주 구체적 내용 표시를 알린다고 볼 수 있다.

그런데, 한의원에서 판매하는 영양제는 원료명 영양제라고 할 수 있는데

☞ 공진단의 경우 구성을 보면 원료명으로 사향, 녹용, 산수유, 당귀가 기재돼 있다.

**약이나 영양제의 부작용이나 효과를 과학적으로 측정하고 관리하기 위해서는 영양제의 원료명만으로 된 내용 표시는 부적합하다. 원료명보다 더 구체적인 성분명으로 몇 mg까지 기재되어 있는 것이 보다 명확하고 확실하다.**

실제로, 원료인 사향에 어떤 성분이 몇 mg이 있는지, 원료인 녹용에 어떤 성분이 몇 mg 있는지 모르기 때문이다.

홈쇼핑이나 기타 언론에 기재한 글을 보면 원료명 영양제인데 성분명이라고 잘못 기재한 것들이 많아 반드시 확인하는 것이 좋다.

따라서 **영양제는 원료명 영양제보다는 성분명 영양제를 구입해서 복용하는 것이 과학적이며 합리적이다.**

의학은 과학이다. 철저한 검증과 인증을 반복해서 안전을 추구해야 한다. **성분명 영양제의 장점은 해당 성분의 함량을 측정할 수 있는 것이다. 이는 식품과 영양제 섭취에서 전체적인 일일 섭취량을 체크할 수가 있고,** 식품과 영양제 간의 함량 조절이 가능할 뿐만 아니라, **부작용이나 효능의 계량적 평가가 가능하며, 해당 성분의 알레르기 유무를 알 수 있다.**

■ 건강기능식품과 의약품의 차이는 무엇인가?

- 건기식과 의약품은 복용 대상과 목적이 다르며 규제하는 법령 또한 다르다.
  건기식은 건강인, 반건강인을 대상으로 정상 기능 유지 및 개선을 위해 주로 복용하고, 의약품은 질병을 가진 환자를 대상으로 그 질병의 치료 및 예방을 위해서 복용된다.

- 예전에는 사람을 건강 혹은 질병 상태 두 가지 부류로 나눴다면, 요즘은 건강, 반건강(Pre-disease) 혹은 경증질병(minor illness), 질병으로 3가지로 분류하고 있다.

- 건기식은 건강기능식품법에 의해, 의약품은 약사법에 의해 규제된다.
  FDA에서는 일반 혹은 전문의약품의 경우 안정성이 증명될 때까지 안전하지 않은 것으로 판단해 의약품 허가를 내리지 않지만, 건기식의 경우 DHSEA 법에 의해 어느 정도 안정성만 입증되면 바로 시중에 판매할 수 있으며, 심각한 부작용이 발견되기 전까지는 안전하다고 여겨진다.

- 반건강인은 아직 질병/질환에 걸리지 않았지만, 발병 위험이 높은 상태에 있는 사람으로(예를 들어, pre-diabetes, osteopenia, pre-hypertension) 분류되며 이들은 예방적인 접근과 생활습관 개선을 통해 질병의 위험을 줄인다.
  민간요법에서는 미병이라는 표현을 사용하며, 주관적 미병(자각증상은 있으나 검사 결과는 정상)과 객관적 미병(자각증상은 없으나 검사 결과 이상이 있음)으로 구분하고 있다. 따라서 건기식은 질병을 가진 환자에게도 사용할 수는 있으나 주로 건강인이나 반건강인이 질병의 예방을 위해서 복용하고, 환자의 질병을 치료하기 위해서 사용하는 의약품에 비교하면 그 효과가 떨어진다. 그러나 의약품을 견디지 못하는 환자의 경우 건기식을 복용하는 것이 그 환자의 질병을 완화하는데 어느 정도 도움을 줄 수 있다.

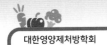

- 건강기능식품의 기능성 원료로서 인정받기 위해서는 식품, 의약품 분야 시험, 검사 등에 관한 법률에서 시행하는 기준 규격, 안정성, 기능성의 인정을 받아야 한다.
우선 제조 방법 및 공정에 있어서 표준화된 규격을 따라야 하고, 원료의 시험법(벨리데이션)을 제시해야 하며, 유해 물질이 검출되지 않아야 한다. 또한 장기간 섭취 근거 자료(최소 3개월)와 해당 기능성 원료 또는 관련 물질에 대한 안정성 정보 자료 및 섭취량 평가 자료가 필요하다. 추가적으로 인체적용시험 안전성 자료와 독성시험 자료를 제출해야 한다.

- 인체적용시험 안전성 관련 지표에는 체중, 혈압, 심전도 등 기초 건강지표와 혈액학적/혈액생화학적 검사(혈당, 백혈구 수, 적혈구 수, 혈소판 수, AST, ALT, ATP, 총 단백질, 알부민, 총 빌리루빈, 콜레스테롤, 중성지방, 크레아티닌, 요산 등), 뇨 검사(산도, 케톤체 등), 이상반응, 기능성 기전에 따른 부작용 등이 필요하다. 독성시험 자료는 단회투여독성시험(설치류, 비설치류) 및 90일 반복투여독성시험(설치류)이 대표적이며 유전독성시험과 원료의 특성에 따라 생식독성, 면역독성, 발암성 시험 등 추가적인 시험이 필요하다.

- 건기식의 기능성 원료는 시험관 시험과 동물시험을 통해 원료 혹은 성분의 작용기전 등을 설명하여 과학적인 근거를 제시하고, 중재시험 또는 관찰시험을 통한 인체적용시험에서 그 기능성을 인정받아야 하며, 의약품의 유효성분과 다르게 환자가 아닌 건강인 또는 반건강인을 대상으로 인체적용시험을 진행해야 한다.
인체적용시험은 국제 임상시험관리기준에 따라 윤리위원회(IRB)의 승인을 받아야 하며, 특히 중재시험 중 무작위배정 대조군 이중맹검으로 진행된 시험이 가장 바람직하다.

- 의약품의 경우 의약품으로 사용하고자 하는 원료 혹은 성분을 기초 연구(비임상실험 및 제제화연구) 그리고 1상, 2상, 3상 임상시험을 거쳐 신약허가를 받는다. 건기식의 기능성 원료가 의약품으로 사용되기 위해서는 신약허가 절차를 받아야 한다.

- 제1상 임상시험(수개월 ~ 1년 정도 소요) : 20~80명의 건강인에게 신약을 투여하고 그 약물의 체내 동태(pharmacokinetics), 인체에서의 약리작용, 부작용 및 안전하게 투여할 수 있는 투여량(내약량)의 폭 등을 결정하고, 가능한 경우 인체에서의 약리효과를 탐색하는 것을 목적으로 하는 임상시험이다.

- 제2상 임상시험(1년 ~ 2년 정도 소요) : 100~300명의 적응 대상 질환 환자를 대상으로 신약의 유효 성과 안전성을 증명하기 위한 잘 통제(controlled)된 디자인으로 시행하는 임상시험 단계이다. 약리효과 의 확인, 적정 용량, 용법 결정을 위한 초기 pilot study와 후기의 중추적(pivotal) 시험 단계로 흔히 나 눈다.

- 제3상 임상시험(3년 ~ 5년 정도 소요) : 신약의 유효성이 어느 정도까지는 확립된 후에 행해지며, 적 응 대상 질환에 대한 유효성의 추가 정보 또는 확고한 증거 수집을 위해 행해지고, 시험의 종류에 따라 장기간 다기관 연구(multicenter study)가 흔히 진행된다. 대상 환자 수는 약물의 특성에 따라 달라지고 일반적으로 1/1,000의 확률로 나타나는 중요 부작용을 확인할 수 있는 수가 바람직하므로 대략 1,000~5,000명의 환자를 대상으로 진행한다.

## 07 | 영양제 처방가이드 이용 안내글

영양제 남용은 건강을 해칠 수 있습니다.

영양제 복용 시 항상 '과유불급'을 명심하십시오.

영양제 처방가이드는 책 안의 자가 진단을 보고 그에 맞는 영양제를 참고하여 자신에게 도움이 되는 영양제를 선택할 수 있도록 돕기 위해 만들어진 책입니다.

그러나 영양제를 너무 과신해서 병의원에 가지 않아 숨어있는 질환을 오히려 악화시키는 일이 없도록 주의하시기 바랍니다.

영양제의 올바른 선택과 복용에 앞서, 반드시 오강검진과 진료를 꼭 받아 먼저 건강을 체크하시기를 권고 드립니다.

---

 **대한영양제처방학회 식품분석전문가 자격코스 안내**

* 자격증 취득 코스 : 비용 100만원(2020년 한정 특별할인 70만원)
* 자격시험 일자 : 10월 초 예정

 **2020년도 식품분석전문가 자격증 취득코스 신청 시 혜택**

- 할인 비용으로 접수
- 식품분석전문가 시험 준비를 위한 문제집 무료 제공
- 영영제 처방가이드 책 무료 제공
- 필기시험 후 실전 심화 워크샵 제공
- 식품분석전문가 자격증서 (A4크기) 수여
- 식품분석전문가 신분증 수여(증명사진 포함된 목걸이 카드형 신분증)

대한영양제처방학회 www.knsp.org  TEL. 02-565-7119

---

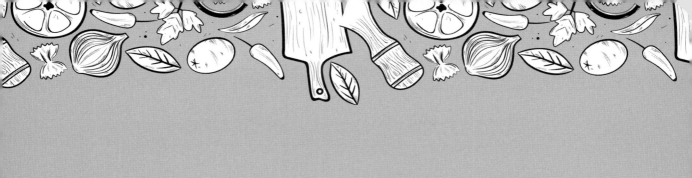

# 식품분석전문가
## 1급, 2급 필기문제

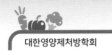
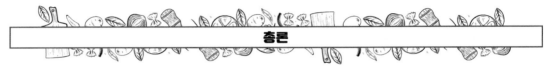
## 총론

## 01

다음 중 영양소 섭취기준에 해당되지 않는 것은?

① 평균필요량
② 권장섭취량
③ 충분섭취량
④ 상한섭취량
⑤ 하한섭취량

 정답 ⑤

## 02

다음은 영양소 섭취기준에 대한 설명으로 틀린 것은?

① 평균필요량은 건강한 사람들의 하루 영양소 필요량의 중앙값으로부터 산출된 값으로서 집단의 50%가 필요량을 만족하는 섭취량
② 권장섭취량은 집단의 건강한 대부분의 사람(97~98%)의 영양소 필요량을 만족하는 섭취량이다.
③ 충분섭취량은 부족상태를 나타내는 사람이 없다고 판단되는 건강한 사람들을 대상으로 해당 영양소의 일일섭취량을 조사해 섭취량 분포의 중앙값을 구한 값이다
④ 상한섭취량은 과다섭취로 인한 건강 위해의 위험이 없는 최대 섭취량으로서 영양소의 과다섭취를 예방하기 위해서 설정되었다.
⑤ 하한섭취량은 하한섭취로 인한 건강 위해의 위험이 없는 하한 섭취량으로서 영양소의 과소섭취로 인한 질병예방을 위해 설정되었다.

정답 ⑤

해설 · 평균필요량 (Estimated Average Requirement, EAR)

평균필요량은 건강한 사람들의 하루 영양소 필요량의 중앙값으로부터 산출된 값으로서 집단의 50%가 필요량을 만족하는 섭취량이다. 한 집단에서 평균필요량 만큼 영양소를 공급하면 10명 중 5명꼴로 영양소가 부족하다는 말이다.

· 권장섭취량 (Recommended Nutrient Intake, RNI)

권장섭취량은 집단의 건강한 대부분의 사람(97~98%)의 영양소 필요량을 만족하는 섭취량이다. 그러나 평균 섭취량이 권장섭취량과 동일할 경우 이론상으로 해당 영양소의 섭취량이 부족할 확률을 가질 대상자가 16~17% 정도 존재한다.

· 충분섭취량 (Adequate Intake, AI)

충분섭취량은 부족 상태를 나타내는 사람이 없다고 판단되는 건강한 사람들을 대상으로 해당 영양소의 일일 섭취량을 조사해 섭취량 분포의 중앙값을 구한 값이다. 따라서 누구나 충분섭취량만큼 각 영양소를 섭취한다면 적절한 섭취 상태라고 볼 수 있다.

그러나 충분섭취량은 해당 영양소에 과학적인 근거가 부족하여 평균 필요량과 권장 섭취량을 설정할 수 없는 경우에 영양섭취 부족 상태를 예방하기 위해 설정된 지표이다.

· 상한섭취량 (Tolerable Upper Intake Level, UL)

상한섭취량은 과다 섭취로 인한 건강 위해의 위험이 없는 최대섭취량으로서 영양소의 과다 섭취를 예방하기 위해서 설정되었다. 상한섭취량을 초과하여 섭취할 경우 건강 위해가 일어날 위험이 존재한다.

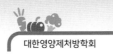 

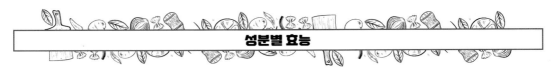

**성분별 효능**

## 1. 비타민 A

### 01

다음 중 비타민 A에 대한 내용으로 틀린 것은?

① 비타민 A는 과일, 채소, 달걀, 유제품 및 생선과 같은 음식을 통해 얻을 수 있는 영양소이다.

② 비타민 A와 그 유사체인 베타카로틴, 알파카로틴, 크립토잔틴은 처방약 또는 영양제로서 어린이의 시력, 피부, 면역기능, 성장과 발달의 개선에 사용되고 습진, C형 간염, 암 치료 및 예방을 위해 사용된다.

③ 비타민 A는 소아의 지능, 기억력, 운동기능을 향상시킨다.

④ 소아에서는 비타민 A가 요로감염 재발, 기생충 감염의 감소에 사용되고 아연과 함께 사용될 경우 말라리아 질병률을 감소시킬 수 있다.

⑤ 예비 연구에 따르면 비타민 A는 다발성 경화증의 진행을 억제하고 피로와 우울증 개선에 도움을 준다.

정답 ③

해설 산모의 경우 비타민 A는 신생아 사망률에 영향을 미치지 않았고, 소아의 지능, 기억력, 운동기능을 향상시키지 못했다.

### 02

다음 중 비타민 A에 대한 내용으로 틀린 것은?

① 비타민 A가 비소세포폐암이나 흑색종(피부암) 환자의 생존 기간을 연장시키지 못하고, 오히려 전립선암 위험을 높일 가능성이 있다.

② 비타민 A는 지용성이지만, 많이 복용해도 신체에 축적되지 않는다.

③ 섭취한 비타민 A는 간에 저장되었다가, 눈 건강에 중요한 11-cis-retinal이나 생물학적 기능을 하는 All-trans retinoic acid(ATRA)와 같은 활성형 대사산물로서 체내에 작용한다.

④ 만성 알코올 섭취, 간 병변 및 간독성을 일으키는 약물을 복용 중인 환자는 비타민 A와 병용 시간독성을 유발할 수 있다.

⑤ 흡연자의 경우 비타민 A 과량 복용 시 폐암 발병의 위험이 증가할 수 있다.

정답 ②

해설 비타민 A는 지용성이므로 신체에 축적된다.

## 03
다음 중 비타민 A에 대한 내용으로 틀린 것은?

① 알코올 탈수소 효소에서 레티놀(Retinol)과 경쟁하여 레티놀 알데히드와 레티노산으로의 산화를 감소시킨다.
② 비타민 A 과다복용 시 와파린의 항응고 효과를 증가시킬 수 있다.
③ 올리스타트 복용 환자는 투여 2시간 전후 비타민 A, D, E, K가 함유 된 종합 비타민제를 복용한다.
④ 레티노이드계 약물(트레티노인, 아시트레틴, 벡사로텐)와 비타민 A를 병용할 경우 - 부작용의 위험이 증가할 수 있다.
⑤ 올리스타트 복용하면 비타민 A의 흡수를 증가시킨다.

정답 ⑤

해설 올리스타트 복용 시 비타민 A의 흡수를 감소시킨다.

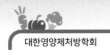
## 2. 비타민 D

### 01

다음 중 비타민 D에 대한 내용으로 틀린 것은?

① 햇빛은 피부에서 D3의 합성을 촉진할 수 있다.

② 인체에 사용되는 형태는 Ergocalciferol(D2)과 Cholecalciferol(D3)가 있다.

③ 임신 중 결핍될 경우 신생아의 신경 인지 발달에 영향을 줄 수 있으며. 비타민 D가 결핍되면, 구루병이나 다른 뼈 질환을 유발할 수 있다.

④ 식이 비타민 D 섭취량은 뇌졸중으로 인한 사망률과 비례하는 것으로 나타났다.

⑤ 만성 신장질환이 있는 비투석 환자군의 경우, D3 형태가 D2 형태보다 더욱 효과적으로 혈중 비타민 D 수치를 높이는 것으로 나타났다.

정답) ④

해설 식이 비타민 D 섭취량은 뇌졸중으로 인한 사망률과 반비례하는 것으로 나타났다.

### 02

다음 중 비타민 D에 대한 내용 중 틀린 것은?

① 비타민 D는 Influenza virus 감염을 예방하고, 일부 영아의 경우 천명(Wheezing)을 감소시킬 수 있는 것으로 나타났다.

② 비타민 D를 복용하면 크론병(Crohn's disease)의 재발 위험을 감소시킬 수 있으며, D3와 칼슘을 복용할 경우 폐경 후 여성의 체중 증가에 약간의 영향을 미칠 수 있다.

③ 비타민 D가 결핍된 건강한 성인의 경우 고용량 D3 1회 복용이 피로 개선에 효과적인 것으로 나타났다.

④ 생물학적으로 가장 활성화된 산물은 칼시트리올(Calcitriol)이며 칼슘과 인산의 항상성 조절에 관여한다.

⑤ 비타민 D와 칼슘 보충은 신장결석 발병률의 증가와 관련이 없다. 따라서 결핍이 의심되는 환자의 경우 의사와 상담 후 혈중 비타민 D 수치를 확인한 뒤 부작용을 최소화하여 보충하는 것이 좋다.

정답) ⑤

해설 비타민 D와 칼슘 보충은 신장결석 발병률의 증가와 관련이 있다.

## 03

다음 중 비타민 D에 대한 내용 중 틀린 것은?

① 25-Hydroxyvitamin D[25(OH)D]는 소장 전체, 특히 주로 십이지장과 공장에서 칼슘과 인 흡수율을 향상시킨다.
② 비타민 D 금기사항으로는 신장결석, 신장질환, 고칼슘 수치, 위장병, 심장질환, 간질환 또는 칼슘 대사장애와 관련된 질환을 앓고 있는 환자이다
③ 비타민 D는 위장약Aluminum hydroxide의 흡수를 증가시켜 혈중 알루미늄 농도를 증가시킨다.
④ 비타민 D가 고지혈증약인 아토르바스타틴(atrovastati)의 혈중 농도를 저하시킨다.
⑤ 비타민 D와 함께 thiazide계 이뇨제를 복용 시 혈중 칼슘 농도가 감소한다.

정답 ⑤

해설 비타민 D와 함께 thiazide 이뇨제를 복용 시 혈중 칼슘 농도가 증가한다.

## 3. 비타민 E

## 01

다음 중 비타민 E에 대한 내용 중 틀린 것은?

① 비타민 E는 식물에서 추출되는 지용성 비타민이다.
② 비타민 E는 다양한 제형으로 존재하지만, L-이성질체만 활성형으로 간주된다.
③ 여러 연구결과에 따르면, 비타민 E가 노인 환자의 면역력을 향상시키고 알츠하이머병의 진행을 늦출 수 있다고 알려졌다.
④ 한 메타 분석 결과에 따르면, 비타민 E가 출혈성 뇌졸중의 위험을 증가시키지만, 허혈성 뇌졸중의 위험은 감소시키는 것으로 밝혀졌다.
⑤ 비타민 E는 성인의 비알콜성 지방간염(NASH)의 징후 및 증상을 감소시키는 것으로 나타났다.

정답 ②

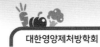

> **해설** 비타민 E는 다양한 제형으로 존재하지만, d-이성질체만 활성형으로 간주된다.

## 02

다음 중 비타민 E에 대한 내용 중 틀린 것은?

① 비타민 E는 유방암 환자의 안면홍조 증상을 진정시키지만, 시스플라틴(cisplatin)에 의한 신경 독성을 감소하는 데 도움을 주지는 못한다.
② 대규모 임상 Selenium and Vitamin E Cancer Prevention Trial(SELECT)의 결과를 살펴보면, 초기 검토 결과 5년 간 비타민 E를 단독 복용 또는 셀레늄과 동시에 복용해도 전립선암의 위험이 감소하지 않았다. 7년간 관측된 참가자 추적 데이터를 살펴보면 비타민 E 영양제 사용이 전립선암 위험을 유의미하게 증가시킨다는 것이 밝혀졌다.
③ 다른 연구결과에 따르면 장기적인 비타민 E가 폐암 위험과 전반적인 사망률을 증가시킬 수 있는 것으로 나타났다.
④ 비타민 E는 간암 위험을 감소시킬 수 있는 것으로 나타났다.
⑤ 감마-토코페롤은 Cyclooxygenase의 강력한 억제제이며 알파-토코페롤보다 활성산소 종(ROS)을 더욱 효과적으로 포착한다.

> **정답** ①

> **해설** 비타민 E는 유방암 환자의 안면홍조 증상을 진정시키며, 시스플라틴(cisplatin)에 의한 신경 독성을 감소시키는 데 도움을 준다.

## 03

다음 중 비타민 E에 대한 내용 중 틀린 것은?

① l-$\alpha$-tocopherol 이성질체가 활성 성분으로 여겨진다.
② 천연 비타민 E 보충제는 식물성 오일에서 추출한 d-$\alpha$-tocopherol을 함유하고 있지만 합성 보충제는 d- 및 l-$\alpha$-tocopherol의 라세미 혼합물로 구성되어 있다.
③ d-$\alpha$-tocopherol의 주요 기능은 Peroxyl radical scavenger로 작용하고 Membrane phospholipids와 Plasma lipoproteins에서 PUFAs를 보호함으로써 자유 라디칼 반응의 전파를 막는다.
④ 비타민 E 복용은 출혈성 뇌졸중의 위험을 증가시킬 수 있다.
⑤ 1일 400 IU 보다 높은 함량의 비타민 E를 복용하면 와파린의 효과가 증가하는 것으로 보고된 바 있다.

정답 ①

해설 d-$\alpha$-tocopherol 이성질체는 활성 성분으로 여겨진다.

 ## 4. 베타카로틴

## 01

베타카로틴에 대한 내용 중 틀린 것은?

① 식물에 의해 합성된 천연 색소인 베타카로틴은 항산화제 및 면역력 증진을 목적으로 사용되며 암, HIV, 심장질환 및 백반증을 예방 또는 치료하는데 사용된다.

② 베타카로틴을 보충하면 전체 비타민 A 수치가 증가하여 비타민 A 독성을 유발한다.

③ 일부 연구에서는 혈중 베타카로틴 농도와 백내장 형성의 빈도가 반비례하는 것으로 나타나 베타카로틴이 백내장 예방에 도움이 되는 것으로 나타났다.

④ 베타카로틴을 장기 복용할 경우, 인지 기능이 향상되는 것으로 나타났고, 식이 섭취량을 늘리면 구강세포의 노화 예방에 효과적인 것으로 나타났다

⑤ 역학적으로 암 발병 위험도와 베타카로틴의 복용은 상충되는 결과를 보였는데, 식이 섭취량이 높을 경우, 자궁경부암 위험 감소와 관련이 있었고, 혈중 농도가 높은 경우 공격적인 요로 상피세포암의 위험 감소와 관련이 있는 것으로 나타났다.

정답 ②

해설 베타카로틴을 보충하면 전체 비타민 A 수치가 증가하지 않고 비타민 A 독성도 유발하지 않는다.

## 02

베타카로틴에 대한 내용 중 틀린 것은?

① 대규모, 다기관 연구 자료에 의하면 베타카로틴 영양제가 전립선암 발병 위험을 낮추지 못했고, 40세 이상의 남성 흡연자의 경우 폐암 발병률을 감소시킬 수 있는 것으로 나타났다.

② 암 환자의 경우 흡연과 베타카로틴 영양제를 병용하면 항암치료의 효능을 감소시켜 재발 및 사망률이 증가할 수 있으므로 병용을 피하도록 한다.

③ 베타카로틴의 섭취 가능한 음식으로는 살구, 멜론, 당근, 고구마, 호박, 녹색잎채소, 브로콜리 등이다.

④ 베타카로틴의 사용 목적으로는 항산화, 백내장 예방, 면역력 증진, 황반변성 예방 및 치료, 구강 백반증, 인지능력 향상이다.

⑤ 베타카로틴은 강력한 항산화제로서 지질과산화 및 프로비타민 A 활성을 보호함으로써 산화적 손상을 예방한다.

 정답 ①

해설 대규모 다기관 연구 자료에 의하면 베타카로틴 영양제가 전립선암 발병 위험을 낮추지 못했고, 40세 이상의 남성 흡연자의 경우 폐암 발병률을 증가시킬 수 있는 것으로 나타났다.

## 03

베타카로틴에 대한 설명으로 틀린 것은?

① 베타카로틴은 체내에서 시력에 필수적인 요소인 레티노산(Retinoic acid)으로 전환될 수 있는 레티날(Retinal)로 변환된다.

② 베타카로틴은 강력한 항산화제로서 지질과산화 및 프로비타민 A 활성을 보호함으로써 산화적 손상을 예방한다.

③ 다량의 카로티노이드를 함유한 식품 및 영양제의 장기 복용 시 황반색소(피부가 노랗게 변색, 무해함)가 보고된 바 있다.

④ 에탄올의 간독성 효과가 다량의 베타카로틴에 의해 감소할 수 있다.

⑤ 대부분의 임상시험에 사용되는 베타카로틴은 합성 베타카로틴으로 All-trans 형태의 베타카로틴이 사용된다. 자연 형태의 베타카로틴은 9-cis, 13-cis, 15-cis 베타카로틴이며 9-cis 베타카로틴의 경우 흡수율이 매우 낮다.

정답 ④

**해설** 에탄올의 간독성 효과가 다량의 베타카로틴에 의해 증가할 수 있다.

## 5. 루테인

## 01

루테인에 대한 설명으로 틀린 것은?

① 루테인은 식물과 미생물에 의해 합성된 합성 카로티노이드 색소이다.
② 루테인은 항산화 및 항염증 작용을 하며, 영양제는 노인황반변성(AMD) 및 안구건강 같은 안구질환 영양제로 판매된다.
③ 예비연구 결과, 루테인 복용 시 건강한 비흡연자의 관상동맥질환(CVD)의 biomarker를 감소시키고, 조기 죽상동맥경화증 환자의 경우 혈중 루테인을 증가시켜 혈중 지질농도를 조절하고, 염증성 사이토카인을 감소시키는 것으로 나타났다.
④ 예비연구에 의하면 루테인 복용은 거동이 불편한 노인의 혈중 루테인 농도와 신체 활동을 증가시키는 것으로 나타났으며, 또한 망막색소변성 환자의 시야를 향상시켰다
⑤ 다른 연구에서는 망막 기능 손상 환자의 황반색소 시각밀도(MPOD)를 증가(MPOD가 증가 하면 눈이 해로운 빛으로부터 보호되고 노화가 예방된다)시키는 것으로 나타났다. 초기 황반변성 환자의 경우 루테인과 지아잔틴 병용 복용이 망막 기능을 향상시켰다.

정답 ①

**해설** 루테인은 식물과 미생물에 의해 합성된 천연 카로티노이드 색소이다.

## 02

루테인에 대한 설명으로 틀린 것은?

① 루테인 섭취가 가능한 음식으로는 케일, 시금치, 양배추, 녹색콩, 망고, 복숭아, 오렌지이다.
② 루테인은 렌즈와 망막의 황반에 축적되는 주된 카로티노이드 중 하나로 활성산소를 제거하여 DNA와 단백질의 손상을 방지한다.
③ 루테인은 저지방 음식과 섭취할 경우 흡수율이 높아진다.

④ 사용 목적으로는 암 예방, 황반변성의 예방 및 치료, 백내장의 치료, 시력 향상에 도움을 준다.

⑤ 비-프로비타민 A 카로티노이드로서, 루테인에는 비타민 A 활성도가 없지만 항산화, 항염증 및 면역강화작용을 하는 것으로 알려져 있다.

**정답** ③

---

**해설** 루테인은 고지방 음식과 섭취할 경우 흡수율이 높아진다.

## 6. 비타민 C

### 01

비타민 C에 대한 설명으로 틀린 것은?

① 비타민 C는 아스코르브산이라고도 알려져 있으며 아스코르브산 또는 아스코르베이트 형태로 존재한다.

② 비타민 C는 체내에서 합성되지 않기에 꼭 섭취해야 하는 영양분이며, 결핍될 경우 괴혈병을 일으킬 수 있다.

③ 비타민 C와 E를 보충하면 관상동맥질환 환자의 사망률과 비치명적 심근경색의 위험이 오히려 증가하는 것으로 나타났다.

④ 비타민 C 영양제는 제2형 당뇨병 환자의 혈당과 지질을 감소시킨다.

⑤ 비타민 C는 임산부의 비뇨기 감염률을 증가시킨다.

**정답** ⑤

---

**해설** 비타민 C는 임산부의 비뇨기 감염률을 감소시킨다.

## 02

비타민 C에 대한 설명으로 틀린 것은?

① 비타민 C는 다발성 장기부전의 발생률을 낮추고 수술 후 ICU입원 기간을 단축시킨다.

② 비타민 C는 알츠하이머병을 치료하는데 효과가 있고, H. pylori 표준 제균요법과 병용 시 H. pylori 감염을 치료하는데 도움을 줄 수 있으며, 지중해 빈혈증 치료와 병용 시 치료 효과를 높이는 것으로 나타났다.

③ 혈중 비타민 C 농도가 높은 경우, 발암물질인 니트로소화합물로부터 위장관을 보호하여 위장암 발병률을 낮추는 것으로 보인다.

④ 비타민 A, C 그리고 E를 섭취하면 자궁내막암의 위험이 감소하는 것으로 나타났다.

⑤ 하루 10g의 경구용 비타민 C를 사용해 진행된 암 환자 대상 후속 무작위배정 위약 대조 시험에서는 유의미한 이점을 입증하지 못했다. 경구투여가 효과가 없는 이유는 약물동태학 연구를 통해서 경구 아스코르브산의 혈중 농도가 제한되기 때문으로 밝혀졌다.

정답) ④

해설) 비타민 A, C, 그리고 E를 섭취하면 자궁경부암의 위험이 감소하는 것으로 나타났다.

## 03

비타민 C에 대한 설명으로 틀린 것은?

① 비타민 C 경구 투여에 비해 비타민 C 정맥주사는 더 높은 약리학적 농도를 가져 암세포에 선택적으로 세포독성 영향을 끼치는 것으로 나타났다.

② 최대 1.5g/kg/day 또는 화학요법과 함께 사용되는 고용량 IV 아스코르브산은 환자가 잘 견디는 것으로 보이며, 비타민 C는 말기 암 환자의 삶의 질을 향상시키고 화학요법 관련 독성을 감소시키는 것으로 보인다.

③ 비타민 C의 부작용은 드물지만 G6PD deficiency 환자에게서 위장장애, 신장결석 형성 및 용혈성 빈혈이 발생하는 것으로 보고되었다.

④ 옥살산염 신장결석, 신부전, 혈색소증 또는 화학요법을 받은 의료기록을 가진 환자들은 비타민 C 영양제를 복용하기 전에 의사와 상담해야 한다.

⑤ 비타민 C는 콜라겐 형성과 중합반응에 필수적인 영양분으로서 결핍될 경우 각기병 발병과 상처회복이 지연된다.

대한영양제처방학회

**정답** ⑤

**해설** 비타민 C는 콜라겐 형성과 중합반응에 필수적인 영양분으로서 결핍될 경우 괴혈병 발병과 상처회복이 지연된다.


## 04

비타민 C에 대한 설명으로 틀린 것은?

① 비타민 C의 혈중 농도 <0.1mM는 식이요법이나 영양제를 경구 복용해도 도달하지 못한다.
② 0.3~20mM의 약리학적 혈중 농도는 정맥주사를 통해 도달하고 이때 아스코르브산은 아스코르베이트 라디칼로 산화되어 세포간질액 내 과산화수소 생성을 위한 프로드러그 역할을 하게 된다.
③ 비타민 C 금기사항으로 재발성 신장결석 환자 신장기능 장애 혹은 혈액투석 환자 혈색소증 G6PD 결핍증이 있다.
④ 비타민 C의 부작용으로는 메스꺼움, 설사, 위경련이 있다.
⑤ 비타민 C 섭취가능음식으로는 감귤류, 신선한 야채, 딸기나 베리류, 멜론 등이다.

**정답** ①

**해설** 비타민 C의 혈중 농도 0.1mM는 식이요법이나 영양제를 경구 복용할 경우 도달한다.


## 05

비타민 C에 대한 설명으로 틀린 것은?

① 아스코르브산은 철 흡수를 증가시키고 신체의 수송과 저장을 조절한다.
② 철분제를 비타민 C 영양제와 병용 시 철 흡수율을 증가시켜 도움을 준다.
③ 비타민 C는 Vincristine, Doxorubicin, Methotrexate, Cisplatin 및 Imatinib을 포함한 일부 항암 화학요법 약물의 효과를 증가시킬 수 있다.
④ 글루타치온은 항산화제로서 아스코르브산의 프로옥시던트(pro-oxidant) 세포 독성 효과를 감소시킨다.
⑤ 아스코르브산은 관상동맥 우회로이식술을 받은 환자의 베타차단제 사용으로 얻는 심장 보호효과를 향상시킬 수 있다.

**정답** ③

**해설** 비타민 C는 vincristine, doxorubicin, methotrexate, cisplatin 및 Imatinib을 포함한 일부 항암화학요법 약물의 효과를 감소시킬 수 있다.

## 7. 비타민 B1, 티아민

### 01

비타민 B1 티아민에 대한 설명으로 틀린 것은?

① 티아민(비타민 B1)은 지용성 비타민으로서 체내에서 생성되지 않으므로 꼭 음식이나 영양제로서 섭취해야 한다.

② 티아민은 주로 기억력 감퇴, 방향감각 상실 같은 코르사코프증후군 증상과 각기병, 펠레그라, 수면장애 등 티아민이 결핍되어 나타나는 증상들을 완화시키기 위해 사용된다.

③ 알코올을 장기간 섭취하는 사람은 티아민 흡수 능력이 떨어지고 뇌세포가 티아민을 사용하는 능력이 떨어져 티아민 결핍 증상이 자주 나타나므로, 알코올 의존증 환자들의 치료에 자주 사용된다.

④ 티아민은 핵성 백내장에도 도움을 주는 것으로 나타났다. 인구조사 결과에 의하면 티아민 함량이 높은 음식을 섭취한 사람들의 경우 백내장 발병률이 40% 감소하는 것으로 나타났으며, 다른 인구조사 결과에서는 티아민을 많이 섭취한 사람은 노화관련 렌즈 혼탁화의 위험이 감소하는 것으로 나타났다.

⑤ 제2형 당뇨병 환자를 대상으로 진행한 소규모 임상연구에서 고함량 티아민 100mg을 1일 3회 3개월간 복용 시 소변으로 배출되는 알부민의 양이 유의미하게 감소해 당뇨병 환자의 신장병증에도 도움을 주는 것으로 나타났다.

**정답** ①

**해설** 티아민(비타민 B1)은 수용성 비타민으로서 체내에서 생성되지 않으므로 꼭 음식이나 영양제로서 섭취해야 한다.

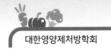

## 02

비타민 B1 티아민에 대한 설명으로 틀린 것은?

① 티아민은 대장에서 흡수되어 적혈구 세포에서 조효소의 형태로 운반되고 대부분 골격근에 저장되어 있다. 나머지는 뇌, 심장, 간, 신장 등에 골고루 분포되어 있다.

② 티아민은 신경과 근육활동에 필요한 영양소로서 결핍될 경우 적혈구 내에서 Transketolase의 활성이 감소되며, 혈중 피루브산의 농도가 증가(이에 따라 젖산농도도 증가)하고 신경계 및 심장 순환계에 이상(각기병)을 초래한다.

③ 티아민의 부작용으로는 메스꺼움, 구토, 현기증이 있다.

④ 이뇨제를 복용하는 환자는 티아민 배출량을 감소시켜 결핍을 유발할 수 있다.

⑤ 커피에 있는 타닌 성분은 티아민과 상호 작용하여 티아민을 흡수 불가능한 형태로 변환시켜 티아민의 흡수율을 감소시킨다.

**정답** ④

**해설** 이뇨제를 복용하는 환자는 티아민 배출량을 증가시켜 결핍을 유발할 수 있다.

## 8. 비타민 B2 리보플라빈

## 01

비타민 B2 리보플라빈에 대한 설명으로 틀린 것은?

① 리보플라빈(비타민 B2)은 지용성 비타민으로서 체내 대사 작용 및 정상적인 세포 기능, 성장과 에너지 생산에 필수적인 영양소이다.

② 리보플라빈은 입술, 코, 눈, 각막 등에 병변이 생기고 지루성 피부염 증상을 보이는 리보플라빈 결핍증(Ariboflavinosis) 치료에 사용된다.

③ 리보플라빈은 백내장의 위험을 감소시키는데 효과를 보이는 것으로 나타났다.

④ 리보플라빈은 Methylenetetrahydrofolate reductase(MTHFR) 유전자 다형성 TT형 환자에게서 혈중 호모시스테인 농도를 낮춰주는 것으로 나타났다.

⑤ 여러 임상시험 결과 리보플라빈 복용이 편두통을 예방하는데 효과적인 것으로 나타났다.

**정답** ①

**해설** 리보플라빈(비타민 B2)은 수용성 비타민으로서 체내 대사 작용 및 정상적인 세포기능, 성장과 에너지 생산에 필수적인 영양소이다.

## 02

비타민 B2 리보플라빈에 대한 설명으로 틀린 것은?

① 리보플라빈은 피리독신(비타민 B6)의 활성, 나이아신(비타민 B3)의 생성, 적혈구의 생성 및 신장 기능 활성화 등의 작용을 한다.

② 리보플라빈은 편두통의 병리적 기전 중 하나인 미토콘드리아 기능 이상을 정상화시켜 서 편두통에 도움을 주는 것으로 예상된다.

③ 리보플라빈의 조효소 형태인 FMN과 FAD는 전자를 미토콘드리아 막 안으로 이동시키는 역할을 하여 미토콘드리아가 정상적으로 기능하는데 필요한 인자들이다.

④ 리보플라빈을 보충함으로써 미토콘드리아의 기능을 원활히 만드는 기전을 통해 편두통에 효과를 보이는 것으로 생각된다.

⑤ 리보플라빈의 부작용으로는 설사, 다뇨증이 있다.

**정답** ①

**해설** 리포플라빈은 피리독신(비타민 B6)의 활성, 나이아신(비타민 B3)의 생성, 적혈구의 생성 및 부신 기능 활성화 등의 작용을 한다.

## 9. 비타민 B3 나이아신

## 01

비타민 B3 나이아신에 대한 설명으로 틀린 것은?

① 나이아신은 체내에서 나이아신아마이드 및 니코틴아마이드 형태로 변환된다.

② 나이아신아마이드는 어류, 가금류, 달걀, 시리얼과 같은 음식에서 섭취가 가능하고 영양제로도 섭취가 가능하다.

③ 나이아신아마이드는 나이아신 형태와 다르게 홍조를 유발하지 않는 것으로 나타났다.

④ 나이아신아마이드는 각기병과 같은 티아민 결핍으로 인한 증상을 치료하기 위해 사용된다.

⑤ 경구 및 국소 제형은 여드름과 각피를 포함한 다양한 염증성 피부 질환을 치료하는데 사용되고 있다.

정답) ④

해설 나이아신아마이드는 펠라그라와 같은 나이아신 결핍으로 인한 증상을 치료하기 위해 사용된다.

## 02

비타민 B3 나이아신에 대한 설명으로 틀린 것은?

① 동물 연구결과에 의하면 나이아신아마이드는 미토콘드리아의 기능을 유지시켜 녹내장 예방에 도움을 주는 것으로 보고됐다.

② 다른 전 임상모델에서는 자외선에 대한 광면역 보호 및 화학예방 효과를 입증했다. 그 리고 자외선에 의한 Primary human melanocyte와 keratinocyte를 사용한 실험에서 세포 내 DNA 손상을 회복시키는데 도움을 주었고 이와 유사한 효과가 임상연구에서도 나타났다.

③ 햇빛에 손상된 피부를 가진 환자가 나이아신아마이드를 복용하면 비공격적 피부암 발 병 예방에 도움이 되는 것으로 나타났다.

④ 나이아신과 나이아신아마이드는 약리작용, 효과 및 부작용이 다르다. 나이아신은 G-protein coupled 수용체인 Hydroxycarboxylic acid receptor 2 (HCA2, HM74A)와 높은 친화력을 가져 혈관확장이나 피부 홍조를 일으키는 프로스타글란딘을 방출시키고 또한 콜레스테롤 수치를 낮춘 다. 그러나 나이아신아마이드는 이런 효과가 없다.

⑤ 나이아신의 부작용으로는 메스꺼움, 구토 및 기타 위장 증상, 두통, 피로, 현기증, 간독성(고용량) 이 있으며 나이아신아마이드와 병용 시 카바마제핀의 혈중 농도가 감소한다.

정답) ⑤

해설 나이아신의 부작용으로는 메스꺼움, 구토 및 기타 위장 증상, 두통, 피로, 현기증, 간독성(고용량)이 있으며, 나이아신아마이드와 병용 시 카바마제핀의 혈중 농도가 증가한다.

식품분석전문가자격증 1급, 2급 필기 문제 정복하기

## 10. 비타민 B5 판토텐산

# 01

비타민 B5 판토텐산에 대한 설명으로 틀린 것은?

① 판토텐산(비타민 B5)은 필수 수용성 비타민으로서 D-이성질체만이 생물학적 활성도를 갖는다.

② 판토텐산은 주로 식사에서 부족한 판토텐산을 보충하기 위해 섭취되며, 탈모, 여드름, 알코올의존증, 알레르기, 천식, 운동보조제 등의 여러 가지 목적으로 복용된다.

③ 판토텐산 영양제는 (매우 드물게 발병하는) 피로감, 불면증, 우울증, 구토, 상기도 감염 등의 증상을 보이는 비타민 B5 결핍증의 치료에 효과적이다.

④ 판토텐산의 계량형인 덱스판테놀은 국소제제로서 가려움증이나 습진 등 여러 피부 질환의 개선과 비염 환자의 염증완화 목적으로 사용된다.

⑤ 판토텐산은 포도당신생성에서 아세틸화 작용, 탄수화물에서 에너지를 방출시키며, 지방산의 생합성과 분해, 아세틸콜린, 스테로이드, 스테롤, 포르피린 등 여러 화합물의 생성에 필요한 Coenzyme Q의 전구체이다.

정답) ⑤

해설 판토텐산은 포도당신생성에서 아세틸화작용, 탄수화물에서 에너지를 방출시키며, 지방산의 생합성과 분해, 아세틸콜린, 스테로이드, 스테롤, 포르피린 등 여러 화합물의 생성에 필요한 Coenzyme A의 전구체이다.

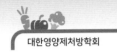

 **11. 비타민 B6 피리독신**

## 01

비타민 B6 피리독신에 대한 설명으로 틀린 것은?

① 비타민 B6 또는 피리독신은 수용성 비타민 B 복합체의 일환으로 6개의 상호 전환 가능한 피리딘 비타민 또는 피리독신, 피리독사민, 피리독살 및 이들의 5'-인산화 형태로 존재한다.

② 사람은 음식물로 섭취해야 하는 필수 비타민 중 하나인 비타민 B6는 육류, 생선, 가금류, 조개류, 녹색 채소, 콩과식물, 과일 및 전체 곡물에서 풍부하므로 결핍될 일이 드물다.

③ 결핵 치료에 사용되는 약물인 아이소나이아지드(Isoniazide)를 복용하는 환자에게서 주로 결핍되며, 약물 유발성 말초신경병증을 예방하기 위해 비타민 B6를 함께 병용한다.

④ 또한 심장병, 고혈압, 입덧, 말초신경병증, 손목터널증후군 및 당뇨병과 관련된 증상을 치료하기 위한 목적으로 비타민 B6를 복용한다.

⑤ 전 임상 연구 결과를 보면 비타민 B6를 포함한 특정 비타민 B 투여 시 신경보호 작용, 진통, 혈압 강하 및 항암 효과를 보였다. 또한, 고함량 비타민 B6 복용은 혈중 호모시스테인의 농도를 높이는 것으로 나타났다.

 정답) ⑤

해설) 전 임상 연구 결과를 보면 비타민 B6를 포함한 특정 비타민 B 투여 시 시신경 보호 작용, 진통, 혈압강하 및 항암효과를 보였다. 또한 고함량 비타민 B6 복용은 혈중 호모시스테인의 농도를 낮추는 것으로 나타났다.

## 02

비타민 B6 피리독신에 대한 설명으로 틀린 것은?

① 엽산과 피리독신을 병용하면 뇌졸중, 관상동맥 심장질환 및 심부전증으로 인한 사망 위험률을 감소시키는 것으로 나타났다

② 일부 연구에서는 대장암의 예방을 위해 비타민 B6의 유익한 역할이 제안되고 있고, 식이 비타민 B6 섭취가 감소하면 위암 및 췌장암 발병 위험이 증가한다고 보고된 바 있다

③ 고함량 비타민 B6 장기간 복용은 감각 및 운동신경병증과 같은 독성을 보일 수 있으며, 일부 신경 독성 사례의 경우 비가역적으로 발생했다.

④ 경구피임약은 비타민 B6 결핍을 유발하기 때문에, 병용 시 비타민 B6의 용량을 증량해야 한다.

⑤ 고함량의 비타민 B6와 병용 시에 레보도파 및 항경련제의 효과를 증가시킬 수가 있다.

**정답** ⑤

**해설** 고함량의 비타민 B6와 병용 시에 레보도파 및 항경련제의 효과를 감소시킬 수 있다.

 **12. 비타민 B7 비오틴**

## 01

비타민 B7 비오틴에 대한 설명으로 틀린 것은?

① 비오틴은 탄수화물과 지질 대사에서 중요한 조효소로 작용하는 필수 비타민 B로서 피부, 손톱과 머리카락 건강을 위해 단일 복용 또는 다른 비타민과 함께 복용된다. 또한 당뇨병과 신경근육 질환의 도움을 주는 것으로 알려져 있다.

② 다른 예비연구에서는 고함량 비오틴이 다발성 경화증의 증상을 감소시켜주는 것으로 보였으나, 비오틴은 심각한 당뇨병 말초신경병증이 있는 환자에게 소용이 없었다.

③ 비오틴을 크롬과 함께 복용하면 제2형 당뇨병 환자의 혈당 조절에 도움을 줄 수 있다

④ 비오틴은 육류, 채소 및 달걀을 포함한 식품에 풍부하게 들어있어 비오틴이 결핍되는 경우는 드물지만 유전 질환이나 흡수 장애로 인해 발생할 수 있다.

⑤ 비오틴 복용으로 인해 트로포닌 검사 결과가 잘못 나와서 심장병 진단을 놓친 사례가 있고, 정성적 소변 hCG 검사의 경우 비오틴 복용이 일부 유형의 임신 검사에서 잘못된 검사 결과를 유발할 수 있어 주의를 해야 한다.

**정답** ②

**해설** 다른 예비 연구에서는 고함량 비오틴이 다발성 경화증의 증상을 감소시켜주는 것으로 보였으나, 비오틴은 심각한 당뇨병 말초신경병증이 있는 환자에게 도움이 될 수가 있다.

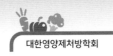

##  13. 비타민 B9 엽산

### 01

비타민 B9 엽산에 대한 설명으로 틀린 것은?

① 엽산은 곡물, 녹색잎채소 및 간에 자연적으로 존재하는 비타민 B 복합체 계열의 필수 성분으로서, 천연 형태의 엽산은 Folate이고 합성 형태의 엽산은 Folic acid(DHF, THF)이며 활성형인 L-methylfolate(5-MTHF) 형태가 있다.

② 엽산은 세포 성장과 분열에 중요하며 메틸화 과정과 DNA 합성에 관여하고 결핍될 경우 거대적아구성 빈혈을 유발한다.

③ 엽산은 임신 중 필수적이며, 신경관 결손 및 수모세포종의 위험을 줄이기 위해 복용된다.

④ 남미의 한 연구결과 엽산 복용의 신경관 결손에 대한 보호 효과는 남아보다 여아에게 더 큰 것으로 나타났다. 고용량(5mg/day) 복용은 분만 시 호모시스테인 수치를 감소시키고 임신 합병증을 완화시키는데 도움을 줄 수 있다.

⑤ 엽산은 다낭성난소증후군(PCOS) 여성의 대사 작용에 도움이 되지 않는다.

 정답) ⑤

해설 엽산은 다낭성난소증후군(PCOS) 여성의 대사 작용에 도움이 된다.

### 02

비타민 B9 엽산에 대한 설명으로 틀린 것은?

① 건강한 남성이 엽산을 많이 섭취할 경우 정자 내 염색체 이상이 감소한다.

② 임신중독증 고위험군 환자의 경우 임신 초기를 지나서 엽산을 꾸준히 복용하면 임신중독증을 예방한다.

③ 다른 연구에서는 엽산 복용이 심혈관 질환 사망의 위험 요소인 호모시스테인 수치를 낮췄고, 흡연자의 경우 혈압강하제와 병용 시 수치가 감소되었다.

④ 고혈압 환자의 경우 엽산 복용이 뇌졸중 위험을 감소시켰지만, 흡연을 하는 고혈압 환자의 경우 엽산의 효능이 저하되는 영향을 받았다.

⑤ 엽산 복용이 노인의 인지 능력을 향상시키는 것으로 나타났고, 알츠하이머 환자의 경우 콜린에스테라아제 억제제(Cholinesterase Inhibitor)의 반응을 향상시키고 인지 능력 및 염증성 마커를

개선했다.

정답) ②

해설 임신중독증 고위험군 환자의 경우 임신 초기를 지나서 엽산을 꾸준히 복용하여도 임신중독증을 예방하지 못했다.

## 03

비타민 B9 엽산에 대한 설명으로 틀린 것은?

① 엽산과 비타민 B12(코발라민)을 병용하면 혈중 호모시스테인 농도를 감소시키고, 다발성 경화증 환자의 빈혈을 개선된다.

② 항정신병 치료제와 엽산을 병용하면 정신분열증 환자의 증상이 악화된다.

③ 소아의 경우 엽산이 윌름스 종양(Wilms tumor)과 초기신경외배엽종양(PNET)의 발병률 감소와 관련이 있고, 혈중 엽산 수치가 증가하면 유방암과 췌장암의 위험이 감소하고 전립선암의 경우 감소하지 않는 것으로 나타났다.

④ 엽산은 길항작용을 통해 류마티스 관절염에 주로 사용되는 메토트렉세이트(MTX)의 부작용을 줄일 수 있는 것으로 알려져 있다.

⑤ 과다한 엽산 복용은 비타민 B12(코발라민)의 결핍 증상을 은폐할 수 있으며, 녹차와 홍차는 엽산의 흡수를 저해한다.

정답) ②

해설 항정신병 치료제와 엽산을 병용하면 정신분열증 환자의 증상이 호전된다.

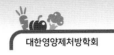 

## 🌿 14. 비타민 B12 코발라민

### 01

비타민 B12 코발라민에 대한 설명으로 틀린 것은?

① 비타민 B12는 비타민 B 복합체의 하나로서 사이아노코발라민(Cyanocobalamin), 하이드록시코발라민(Hydroxycobalamin) 및 관련 물질 그룹을 통틀어 말한다.

② 미토콘드리아에서 정상적인 신경 기능, DNA 합성, 조혈, 지방산 대사, 아미노산 합성에 필수적이며, 호모시스테인 대사 작용에도 중요한 역할을 한다.

③ 비타민 B12는 육류 및 유제품에 풍부히 존재하며 흡수불량 증후군 환자나 위장약 복용 또는 인슐린 저항성을 갖고 있는 환자의 경우 결핍 증상을 보일 수 있고, 주로 노인층에게서 결핍되는 경우가 흔하다.

④ 비타민 B12 결핍은 다양한 종류의 혈액학적, 신경학적, 정신적 장애를 유발할 수 있으나 심혈관 질환의 위험을 감소된다.

⑤ 위절제술을 받은 환자에게서 비타민 B12가 결핍되면 거짓 - 혈전성 미세혈관병증(pseudo-TMA : 미세혈관병증 용혈성 빈혈, 분열적혈구 증가, 혈중 LDH 농도 증가, 혈중 합토글로빈 농도 감소)이 유발될 수 있다.

정답 ④

해설 비타민 B12 결핍은 다양한 종류의 혈액학적, 신경학적, 정신적 장애를 유발할 수 있고, 심혈관 질환의 위험을 증가시킬 수 있다.

### 02

비타민 B12 코발라민에 대한 설명으로 틀린 것은?

① 비타민 B12가 충족한 경우 항우울제 내성 환자의 약물 반응이 좋아질 수 있고, 나이가 많은 우울증 환자의 경우 비타민 B6, B9, B12를 장기 복용하면 우울증 치료 효과가 개선되는 것으로 나타났다.

② 임신 중 비타민 B12 복용이 태어난 아이의 높은 언어 표현 점수에 연관성이 있는 것으로 나타났다. 또한 엽산과 비타민 B12를 병용하면 다발성 경화증 환자의 혈중 호모시스테인 농도가 감소하고 빈혈 증상이 개선되는 것으로 나타났다.

③ 비타민 B12는 대상포진 환자의 신경통과 진통제 사용 빈도를 줄임으로써 삶의 질 개선에 도움을 준다.

④ 비타민 B6, B9, B12 병용 복용은 유방암, 자궁경부암 발병 위험을 낮추는 것으로 나타났다.

⑤ 흡연자의 경우 비타민 B12 장기 복용이 폐암 발병률 감소와 관련이 있는 것으로 나타났다.

**정답** ⑤

**해설** 흡연자의 경우 비타민 B12 장기 복용이 폐암 발병률 증가와 관련이 있는 것으로 나타났다.

## 03

비타민 B12 코발라민에 대한 설명으로 틀린 것은?

① 비타민 B12는 관상동맥 스텐트 수술 환자의 스텐트 내 재협착 위험을 감소시킬 수 있다.

② 사용 목적은 비타민 B12 결핍증, 심혈관계 질환, 인지 기능 향상, 뇌졸중, 악성 빈혈, 피로감, 폐암, 유방암 대상이다.

③ 비타민 B12는 중추신경계에서 신경전달물질과 인지질 합성에 필수적인 메틸기 전달 및 메틸화 반응에 관여하고 또한 DNA 생성 및 미토콘드리아 내 지방과 아미노산의 대사에 필요한 영양분이다.

④ 비타민 B12는 메틸 전이반응의 조효소로서 호모시스테인을 시스테인으로 변환시키고 L-methylmalonyl-coenzyme A를 succinyl-CoA로 변환하는데 사용된다.

⑤ 메틸 코발라민은 엽산 보조 인자인 5-methyltetrahydrofolate (5-MTHF)를 Tetra- hydrofolate (THF)로 재활용시켜 엽산 보조인자가 퓨린 및 피리미딘 생합성 사이클에 이용되는 것을 돕는다. 이 반응에서 호모시스테인이 메티오닌으로 변환되어 생합성에 필수적인 메틸화에 필요한 메틸기를 생성한다.

**정답** ①

**해설** 비타민 B12는 관상동맥 스텐트 수술환자의 스텐트 내 재협착 위험을 증가시킬 수 있다.

## 04

비타민 B12 코발라민에 대한 설명으로 틀린 것은?

① 대부분 사이아노코발라민은 경구용 제제보다 정맥주사제로 인한 부작용이 많으며, 부작용으로는 아나필락시스, 소양감, 발진, 두드러기, 혈전증, 폐부종, 울혈성 심부전, 진성다혈구증 등이 있다.

② PPI 또는 H2 수용체 길항제 - 위산분비 억제 및 내인성 인자 생성을 방해하는 위장약들은 비타민 B12의 흡수율을 감소시킨다.

③ 메트폴민 - 병용 시 비타민 B12 흡수를 감소시킨다.

④ 엽산 - 섭취 허용량보다 다량 섭취하면 비타민 B12 결핍증을 은폐한다.

⑤ 경구피임약 - 병용 시 혈중 비타민 B12 농도를 증가시킨다.

 ⑤

**해설** 경구피임약 - 병용 시 혈중 비타민 B12 농도를 감소시킨다.

## 15. 프로바이오틱스

## 01

프로바이오틱스에 대한 설명으로 틀린 것은?

① 프로바이오틱스는 수년에 걸친 개정 이후, 현재 세계보건기구(WHO)의 식량농업기구(Food and Agriculture Organization)에 의해 '충분한 양으로 섭취될 경우 숙주에 건강 영향을 부여하는' 미생물로 정의되고 있다.

② 프로바이오틱스는 Lactobacillus, Streptococcus, Bifidobacterium, Propionibacterium 및 Enterococcus와 같은 유산(Lactic acid)을 생산하고 독성이 없는 세균 또는 Saccharomyces boulardii와 같은 병원성이 없는 효모로 구성되어 있다.

③ 프로바이오틱스는 소화기능을 향상시키고, 면역기능 및 영양 흡수를 돕는 이점과 만성 및 퇴행성 질병의 발병에 중요한 역할을 한다는 가설이 있는 장내 세균 불균형을 바로잡는 데 도움을 주기 때문에 지난 20여 년간 엄청난 인기를 얻었다.

④ 소화관 미생물군(microbiota)은 출생 시에 발달하는 것으로 알려져 있지만, 나중에 성장하면서
영양분 섭취, 생활습관, 유전자의 변화가 소화관 미생물군의 구성과 활성을 변화시킬 수 있으며,
결국 건강과 질병 발병의 위험에 영향을 미치게 된다.
⑤ 항생제 복용은 유익한 박테리아와 유해한 박테리아 사이의 균형을 조정해준다.

정답 ⑤

해설 항생제 복용은 유익한 박테리아와 유해한 박테리아 사이의 균형을 방해할 수 있다.

# 02

프로바이오틱스에 대한 설명으로 틀린 것은?

① 프로바이오틱스는 현재 염증성장질환, 위장염, 과민대장증후군, 알레르기, 충치 그리고 항생제
사용으로 인한 설사(C. difficile 포함)의 예방 및 치료를 위해서 사용되고 있으며, 최근에는 우울증
이나 질염에도 사용이 제안되고 있다.
② 프로바이오틱스는 여러 무작위 배정 임상연구를 통해 급성 위장염의 주요 원인인 급성 전염성
설사의 치료에 효능이 입증되었으며, 항생제 관련 설사를 경감시키는 데 유용한 것으로 나타났다.
③ 메타 분석을 통해 프로바이오틱스가 중간 정도의 근거 수준으로 항생제 사용으로 인해 발병될
수 있는 높은 전염성과 감염환자에게 치명적인 C. difficile 감염예방에 효과가 있다는 결과가
나왔다.
④ 프로바이오틱스는 염증성장질환의 치료에서 많은 연구가 진행되었으며 그중 주머니염의 치료와
궤양성 대장염 치료에 대한 효과가 입증되었다. 또한 크론병의 경우 유의미하게 효과적인 것으로
나타났다.
⑤ 프로바이오틱스는 또한 충치와 관련된 위험인자의 내성을 증가시킨다는 무작위배정 시험 결과가
발표된 바 있고 쥐 모델실험에서 기억장애를 개선하는 것으로도 나타났다.

정답 ④

해설 프로바이오틱스는 염증성장질환의 치료에서 많은 연구가 진행되었으며, 그중 주머니염의 치료와 궤양성 대장염
치료에 대한 효과가 입증되었다. 하지만 크론병의 경우 유의미하게 효과적이지 않은 것으로 나타났다.

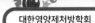 

## 03

프로바이오틱스에 대한 설명으로 틀린 것은?

① 알레르기 예방을 위한 프로바이오틱스 사용에 대해서도 습진 예방에는 어느 정도 효과가 있는 것으로 나타났지만 다른 알레르기 질환의 경우 별다른 효과가 없는 것으로 나타났다.

② 쥐 실험과 인체적용 시험을 통해서 프로바이오틱스 비만과 당뇨병에도 어느 정도 유익한 효능이 있는 것으로 보고되고 있다.

③ 메타 분석 결과들에 의하면, 프로바이오틱스가 노인 환자의 구강 칸디다증을 예방하고, 성인의 공복 혈당수치(FPG)를 낮추며, LDL-C 및 총콜레스테롤 수치를 낮춤으로써 지질대사 작용의 개선에도 도움을 주는 것으로 나타났다.

④ 프로바이오틱스는 소아의 위장장애와 알레르기 질환에도 사용되는데, 메타 분석에 따르면 프로바이오틱스가 조산아의 중증 괴사성 장염의 예방에 효과적인 것으로 나타났다.

⑤ 어느 박테리아 균주를 사용하든지 프로바이오틱스가 어린이의 급성 설사를 유의미하게 감소시키는 것으로 나타났다, 그러나 항생제 관련 설사에는 효과가 입증되지 않았다.

 정답 ⑤

해설 어느 박테리아 균주를 사용하든지 프로바이오틱스가 어린이의 급성 설사를 유의미하게 감소시키는 것으로 나타났다. 또한 어린이의 항생제 관련 설사에 대한 효과 또한 입증되었다.

## 04

프로바이오틱스에 대한 설명으로 틀린 것은?

① 프로바이오틱스는 수명이 길기 때문에 장내에서 레벨을 유지하기 위해 프리바이오틱스와 병용하는 것이 좋고, 프로바이오틱스와 프리바이오틱스 조합은 신바이오틱 요법(Synbiotic therapy)로 불리며 과민대장증후군 관련 증상을 조절하는데 유용하다.

② 프로바이오틱스는 일반적으로 안전하다고 여겨지지만 장기간 사용의 안전성은 아직 미지수이다. 신생아 및 면역력 저하 환자에게서 프로바이오틱스 사용 후 균혈증, 진균 증 및 심내막염이 보고되었다.

③ 프로바이오틱스를 섭취 가능한 음식은 요거트, 유제품 등이다.

④ 프로바이오틱스의 사용 목적으로는 과민대장증후군, 염증성 장 질환, 변비, 요로감염, 항생제로 인한 설사, 여행자 설사 등이며 부작용으로는 복부팽만감, 장내가스, 갈증이 있다.

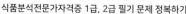

⑤ 프로바이오틱스는 병원성 미생물의 성장을 저해하는 억제 물질을 생산하고 인체에 유익한 박테리아의 성장을 촉진시키는 기질을 생산하는 메커니즘을 통해 장내 세균에 영향을 준다.

정답) ①

해설 프로바이오틱스의 수명이 짧기 때문에 장내에서 레벨을 유지하기 위해 프리바이오틱스와 병용하는 것이 좋고, 프로바이오틱스와 프리바이오틱스 조합은 신바이오틱 요법(synbiotic therapy)으로 불리며, 과민대장증후군 관련 증상을 조절하는데 유용하다.

 **16. 오메가-3**

## 01

오메가-3에 대한 설명으로 틀린 것은?

① 주로 어유에서 추출되는 다중불포화지방산(PUFA)의 일종인 오메가-3는 우울증, 콜레스테롤 저하 및 심장마비 위험 감소를 위해 사용된다.

② 무작위 배정 임상 연구 결과에 의하면, 오메가-3를 복용하면 정신질환으로 발전할 위험을 낮추는 데 도움을 줄 수 있고, 젊은 성인에겐 정신병 증상들을 예방하는데 도움을 줄 수 있는 것으로 보고된 바 있다.

③ 오메가-3 영양제는 콜레스테롤 수치를 낮추고, 뇌졸중 병력이 있는 환자의 재발을 줄일 수 있다.

④ 심혈관 질환의 위험이 있는 환자에게는 오메가-3 복용이 심혈관 건강 상태를 개선했지만 발병의 위험까지는 줄이지 못했다.

⑤ 오메가-3는 궤양성 대장염 환자에게 도움을 줄 수 있을 뿐만 아니라 크론병 환자에게도 효과가 있다.

정답) ⑤

해설 오메가-3는 궤양성 대장염 환자에게 도움을 줄 수 있지만, 크론병 환자에게는 별다른 효과가 없다.

## 02

오메가-3에 대한 설명으로 틀린 것은?

① 류마티스 관절염을 앓고 있는 환자의 경우 오메가-3 복용이 NSAIDs 사용을 감소시키는 것으로 보고되었다.

② 오메가-3가 NSAIDs 관련 위장 손상을 감소시키는데 효과가 없다는 연구결과도 보고된 바 있다.

③ 다른 연구결과들을 살펴보면 오메가-3가 신체의 염증반응을 감소시키고, 일광화상 및 자외선에 대한 감수성을 감소시켜준다.

④ 오메가-3는 천식 환자에게 별다른 도움을 주지 못했지만 낭포성 섬유증환자에게는 어느 정도 도움을 주는 것으로 알려졌다. 피시오일은 전신홍반 루프스 증상 완화에 도움을 주는 것으로 나타났다.

⑤ NIH에서 진행한 연구에서 안구건조증 환자의 경우 오메가-3 복용이 증상 개선에 유의미한 도움을 제공하지 못하는 것으로 나타났다.

정답 ②

**해설** 오메가-3가 NSAIDs 관련 위장 손상을 감소시키는데 효과가 있다는 연구결과도 보고된 바 있다.

## 03

오메가-3에 대한 설명으로 틀린 것은?

① 오메가-3 복용이 결장암의 위험을 감소시키는데 도움을 주고 대장암 절제술 환자의 면역력을 증진시키는데 도움을 주는 것으로 나타났으나, 최종적으로 암 치료의 결과에는 별다른 영향을 미치지 못했다.

② 피시오일의 경우 유방암의 위험을 낮출 수 없는 것으로 나타났다.

③ SELECT 연구결과에 의하면 혈중 오메가-3 농도가 높은 환자군에서 전립선암 발병 위험이 높은 것으로 나타났다.

④ 비소세포폐암 환자의 경우 화학요법과 피시오일을 병용하면 화학요법의 효능 증가, 생존율 개선 및 체중과 근육량 유지에 도움이 되는 것으로 나타났다.

⑤ 대장암 환자의 경우 항암치료를 견디는데 도움을 주고 종양의 진행을 늦추는 것으로 나타났다.

정답 ②

**해설** 피시오일의 경우 유방암의 위험을 낮출 수 있는 것으로 나타났다.

# 04

오메가-3에 대한 설명으로 틀린 것은?

① 피시오일, 크릴오일, 대구간유, 아마씨유, 호두, 치아시드가 오메가-3 섭취 가능한 음식이다.

② 오메가-3는 체내에서 생성되지 않고, 체내에서 오메가-3와 오메가-6를 서로 변환시켜주는 능력 또한 없으므로, 꼭 식이요법으로 섭취해야 한다.

③ EPA와 DHA는 생리적으로 서로 다른 효과를 가지며, 이들의 전구체인 알파리놀렌산 또한 다른 효능을 갖고 있는 것으로 알려져 있다.

④ 알파리놀렌산을 장기적으로 복용해도(복용 시 대략 10% 이하만 EPA와 DHA로 변환됨) Triglyceride 농도 조절 등 여러 부분에서 피시오일이나 오메가-3를 복용하는 것과 동일한 효과를 기대할 수 없다.

⑤ 오메가-3는 혈액의 점도를 높이고, 적혈구의 변형가능성(Deformability)을 높여주며, 프로스타사 이클린의 생성을 통해 혈관을 확장시켜 혈압을 낮춰주는 등 여러 작용을 통해 심장 보호 효과 및 심혈관 질환 예방에 도움을 준다.

**정답** ⑤

**해설** 오메가-3는 혈액의 점도를 낮추고, 적혈구의 변형가능성(deformability)를 높여주며, 프로스타사이클린의 생성을 통해 혈관을 확장시켜 혈압을 낮춰주는 등 여러 작용을 통해 심장보호 효과 및 심혈관 질환 예방에 도움을 준다.

# 05

오메가-3에 대한 설명으로 틀린 것은?

① 피시오일을 비롯해 오메가-3를 복용하면 장내 콜레스테롤의 흡수율이 감소하며 체내 콜레스테롤 생합성이 감소한다.

② 생선을 섭취하거나 피시오일을 복용하면 몸에 좋은 HDL-C가 증가하고 LDL-C의 농도 및 총콜레스테롤 수치가 감소하는 것으로 나타났다.

③ 부작용으로는 비린 맛, 메스꺼움, 설사, 복통, 출혈위험이 있다.

④ 다중불포화지방산(PUFA)을 섭취하면 지방의 과산화작용이 감소한다.

⑤ 오메가-3 지방산은 궤양성 대장염환자의 염증을 감소시키고, 낭포성 섬유증환자의 증상완화에 도움을 준다.

정답) ④

해설 다중불포화지방산(PUFA)을 섭취하면 지방의 과산화작용이 증가한다.

## 06

오메가-3에 대한 설명으로 틀린 것은?

① 혈액응고억제제(와파린, 아스피린, 클로피도그렐) : 오메가-3와 병용할 경우 출혈의 위험성이 증가하므로 의사의 상담과 감독 하에 복용한다.

② 혈당강하제 : 오메가-3와 병용할 경우 공복 혈당수치가 증가한다. 메트폴민이나 인슐린과 같은 혈당강하제와 병용할 경우 혈당강하제의 용량을 증량시켜야 할 가능성이 있다.

③ 사이클로스포린 : 오메가-3와 병용할 경우 사이클로스포린의 부작용인 고혈압이나 신장손상의 독성을 낮출 수 있다.

④ 콜레스테롤 강하제 : 오메가-3와 병용할 경우 콜레스테롤 수치 감소에 도움을 주지 못한다.

⑤ 비스테로이드성 소염진통제(NSAIDs) : 동물실험 모델에서 이들과 오메가-3를 병용할 경우 궤양의 위험이 줄어들었다.

정답) ④

해설 콜레스테롤 강하제 - 오메가-3와 병용할 경우 콜레스테롤 수치 감소에 도움을 준다.

## 17. 공액리놀렌산

## 01

공액리놀렌산에 대한 설명으로 틀린 것은?

① Conjugated Linoleic Acid(CLA)는 특정 동물의 장내 미생물에 의해 만들어지는 지방산으로서 유제품과 소고기에서 섭취가 가능하며 체내에서 콜레스테롤 수치 및 체지방을 감소시키고 암을 예방하는 효과가 있는 것으로 알려져 있다.

② CLA는 서로 다른 특징을 가진 이성질체가 존재하는데, cis-9, trans-11 구조의 경우 항암 효과를 보이고 trans-10, cis-12 구조의 경우 비만을 억제하는 효과를 보이며 체내에 여러 작용을 하는 것으로 생각된다.

③ CLA는 항혈소판 효과와 항죽상동맥경화증 효과를 보인다는 연구결과가 없다.

④ CLA는 염증성장질환 증상을 완화시키고 천식환자의 기관지 과민성을 개선하는 것으로 나타났다.

⑤ CLA의 사용 목적으로는 암의 예방 및 치료 고콜레스테롤 혈증, 체중조절이 있다.

정답 ③

해설 CLA는 항혈소판 효과와 항죽상동맥경화증 효과를 보인다는 연구결과가 있다.

## 02

공액리놀렌산에 대한 설명으로 틀린 것은?

① cis-9, trans-11 이성질체 구조의 경우 혈소판 형성 및 응집에 변형을 주고 항응고 효과를 보이는 것으로 밝혀졌다

② CLA는 지질 과산화 증가, 인슐린 저항성 증가 혹은 인슐린 감수성을 감소시킬 수 있으므로 심혈관 질환 또는 당뇨병 환자의 경우 주의해야 한다.

③ 부작용으로는 육체피로와 더불어 소화관 증상으로 메스꺼움, 설사, 변비, 복통 등이 있다.

④ 항응고제, 항혈소판제의 경우 cis-9, trans-11 구조의 CLA는 항응고, 항혈소판 활동을 하는 것으로 나타났다. 따라서 공액리놀렌산과 병용했을 때 출혈의 부작용이 감소할 수 있다.

⑤ 공액리놀란산(CLA)를 섭취할 수 있는 음식으로는 육류 및 유제품이다.

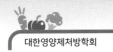
정답 ④

해설 항응고제, 항혈소판제의 경우 cis-9, trans-11구조의 CLA는 항응고, 항혈소판 활동을 하는 것으로 나타났다. 따라서 공액리놀렌산과 병용했을 때 출혈의 부작용이 증가할 수 있다.

## 18. 알파리포산

### 01

알파리포산에 대한 설명으로 틀린 것은?

① 알파리포산(Alpha lipoic acid, ALA)은 음식으로 섭취가 불가능하고 체내에서도 자연적으로 생성되는 화합물이며 에너지 생산의 보조인자로서 역할을 한다.

② ALA는 암의 예방 및 치료, 당뇨병, 당뇨병성 신경병증, HIV/AIDS, 체중 감량 및 간질환을 치료하기 위한 목적으로 복용한다.

③ 과체중이나 비만 환자들을 대상으로 진행한 무작위 배정 임상연구에서는 ALA 복용 시 경도의 체중 감소와 허리둘레 감소 효과를 보이는 것으로 나타났다.

④ ALA는 당뇨병 환자의 인슐린 감수성을 개선하고, 혈관확장 및 말초신경병증을 완화시키는 효능을 보였다.

⑤ 당뇨병 환자들을 대상으로 한 ALA 인체적용 시험을 분석한 결과 ALA 복용이 신경병증의 증상들을 유의미하게 감소시키는 것으로 나타났다.

정답 ①

해설 알파리포산(Alpha lipoic acid, ALA)은 음식으로 섭취가 가능하고, 체내에서도 자연적으로 생성되는 화합물이며, 에너지 생산의 보조인자로서 역할을 한다.

## 02

알파리포산에 대한 설명으로 틀린 것은?

① 섭취 가능한 음식으로는 육류, 시금치, 브로콜리, 토마토, 완두콩, 쌀겨(미강) 등이 있다.

② 사용 목적으로는 항산화, 암 예방 및 치료, 말초신경병증과 같은 당뇨병 증상완화, 간질환 치료에 사용된다.

③ Dihydrolipoic acid(DHLA)는 ALA가 환원된 형태로 더욱 강력한 항산화 효능을 지닌다. 이는 산화 손상을 입은 세포들을 복구하는데 도움을 주며 비타민 C, E 및 글루타치온 같은 항산화제들을 체내에서 재생성하는 데 작용한다.

④ 알파리포산의 부작용으로는 고혈당이다

⑤ 혈당강하제 – 알파리포산(ALA)는 혈당강하제와 병용 시 시너지 효과를 보인다.

정답 ④

해설 알파리포산의 부작용으로는 저혈당이다.

## 19. 칼륨

## 01

칼륨에 대한 설명으로 틀린 것은?

① 칼륨은 심장 기능에 중요하며 골격과 평활근 수축에 중요한 역할을 하므로 정상적인 소화 기능과 근육 기능에 중요하다.

② 칼륨은 모든 육류, 일부 종류의 어류(연어, 대구 및 넙치 등) 그리고 많은 과일, 채소 및 콩과식물에 함유되어 있으며 유제품도 칼륨의 좋은 공급원이다.

③ 2010년 발표된 미국 Dietary 가이드라인에서는 현대인들의 식사에는 나트륨 섭취량이 많고 칼륨 섭취량이 부족한 것으로 나타났으며, 칼륨 섭취는 중간 정도의 근거 수준으로 성인의 혈압을 낮추고 따라서 뇌졸중의 위험과 관상동맥질환의 위험을 낮추는 영향을 주는 것으로 나타났다.

④ 루프성 이뇨제(Loop diuretics) 복용 환자나 염증성 장 질환 환자의 경우 체내 칼륨 배출이 많아지거나 칼륨 흡수가 저해되어 저칼륨혈증을 유발할 수 있는데, 칼륨을 복용하면 저칼륨혈증에 걸릴 위험을 줄여주는 것으로 나타났다.

⑤ 인체에 적절한 칼륨 균형을 유지하기 위해서는 혈액 내 오메가-3와 나트륨의 양이 중요하다.

정답 ⑤

해설 인체에 적절한 칼륨 균형을 유지하기 위해서는 혈액 내 마그네슘과 나트륨의 양이 중요하다.

## 20. 철

### 01

철에 대한 설명으로 틀린 것은?

① 철분은 미량 무기질로서 Ferrous iron 형태와 Ferric iron 형태 두 형태로 체내에 존재한다.
② 철분이 결핍되면 창백한 피부, 피로감, 무기력감, 운동능력 저하, 심계항진, 가슴통증, 호흡곤란 등 육체적인 증상과 두통, 현기증, 주의력 및 집중력 저하, 기억력 저하 등 정신적인 증상을 보이는 철결핍성 빈혈 증상이 나타난다. 또한 소화불량, 구내염, 식욕부진, 생리불순, 손톱변형 등 다양한 부분에서 증상이 나타난다.
③ 철분은 대부분의 경우 황산철(Ferrous sulfate) 형태로 복용되며 철결핍성 빈혈의 예방 및 치료에 효과적이다.
④ 철분은 미토콘드리아 내에서 이뤄지는 산화적 인산화 작용에 필요한 Electron transport chain의 구성 성분으로서 전자를 전달하는 역할을 하여 ATP 생성에 관여한다.
⑤ 철분제는 갑상선기능저하증 치료제인 레보티록신의 흡수를 저하시키며 퀴놀론계 및 테트라시클린계 항생제(Fluoroquinolones, tetracyclines) 흡수를 촉진시킨다.

정답 ⑤

해설 철분제는 갑상선기능저하증 치료제인 레보티록신의 흡수를 저하시키며, 퀴놀론계 및 테트라시클린계 항생제(Fluoroquinolones, tetracyclines) 흡수를 저하시킨다.

64

## 21. 구리

## 01

구리에 대한 설명으로 틀린 것은?

① 구리는 철분과 함께 적혈구를 생성하는데 필요하며, 건강한 뼈와 혈관, 신경 그리고 면역 기능을 위해서 필요한 무기질이다.

② 구리결핍증은 매우 자주 발생하며, 증상에는 무기력과 피로감이 주를 이룬다.

③ 구리는 태아 상태와 출생 후 뇌 발달 및 뇌 건강 유지에 필수적인 성분이며 SOD에 결합해 산화적 손상을 방지하는 항산화 작용을 한다.

④ 구리는 신경세포 간 신호전달을 효율적으로 할 수 있도록 도와주며, 상처 회복에 도움을 주고, 건강한 피부를 유지하는데 필요하다.

⑤ 구리의 부작용으로는 위장장애, 위경련, 메스꺼움, 구토, 설사 등이 있다.

 정답 ②

해설 구리결핍증은 매우 드물게 발생하며, 증상에는 무기력과 피로감이 주를 이룬다.

## 22. 아연

## 01

아연에 대한 설명으로 틀린 것은?

① 아연은 효소반응, 뼈 형성 및 시냅스 신호 조절과 같은 생리 기능에 필수적인 무기질이다

② 아연은 항산화 작용 및 면역 자극을 하는 것으로 생각되며 감기, 당뇨병, 류마티스 관절염, 사마귀, 남성 불임을 치료하기 위해서 사용된다.

③ 아연이 결핍되는 경우는 미국과 같은 선진국에서는 비교적 드물며 채식주의자나 개발도상국에서 흔히 나타난다.

④ 아연은 라이노바이러스의 감염을 줄일 수 없다.

⑤ 여러 건의 임상연구 자료를 분석한 결과 건강한 성인이 감기 발병 후 24시간 이내에 아연 영양제를

복용할 경우 감기의 중증도 감소에는 효과가 없었지만, 감기 증상의 지속 기간이 단축되는 것으로 나타났다.

**정답** ④

**해설** 아연은 라이노바이러스의 감염을 줄일 수 있다.

## 02

아연에 대한 설명으로 틀린 것은?

① 유아에게 아연을 보충시키면 유아의 설사 또는 급성 상부기관지염을 감소시키는데 도움이 안 된다.

② 몇몇 자료들을 살펴보면 아연은 어린아이의 인슐린 저항성과 대사증후군 마커들을 감소시키고 설사의 중증도를 감소시켰다.

③ 아연은 이명을 앓고 있는 노인층 이외의 연령대에서 효과적인 것으로 나타났다.

④ 아연은 엽산과 함께 불임치료에 자주 사용되는 영양제이다. 그러나 미국에서 불임치료를 계획 중인 부부의 남성들(2,370명)을 대상으로 진행된 한 무작위 배정 다기관 위약 대조 연구가 2020년 JAMA에 게재되었다. 이 연구에선 6개월간 아연(하루 30mg)과 엽산(하루 5mg) 또는 위약을 복용시킨 결과, 아연과 엽산의 복용이 위약에 비해 생아 출생률 및 정자의 질(정자의 농도, 운동성, 모양 등) 개선에 아무런 도움을 주지 못했다.

⑤ 아연은 Protein kinase C의 활성도, 면역력, 세포자멸, 금속 단백질인 메탈로티오네인 (Metallothionein)의 수치를 조절하며 항산화 및 항염증 기능을 갖고 있다.

**정답** ①

**해설** 유아에게 아연을 보충시키면 유아의 설사 또는 급성 상부기관지염을 감소시키는데 도움을 준다.

## 03

아연에 대한 설명으로 틀린 것은?

① 아연은 세포 내 인슐린 신호 경로를 조절해 포도당이 세포 내로 운반되는 것을 돕는 것으로 알려져 있다.

② 아연은 미각에도 관여하는데 이는 미뢰막에 존재하는 Alkaline phosphatase의 역할과 연관이 있는 것으로 보인다.

③ 아연이 뼈조직에 뭉치게 될 경우 Alkaline phosphatase를 불활성하여 골아세포에서 콜라겐 합성을 촉진시킨다.

④ 아연은 또한 바이러스의 피막 단백질인 캡시드와 복합체를 이뤄 새로운 바이러스의 생성을 저해시키는 것으로 나타났다. 따라서 아연이 결핍될 경우 체액 및 세포매개 면역반응에 기능장애를 일으켜 감염에 더욱 노출시킨다.

⑤ 아연을 복용하면 라이노바이러스가 기관지에 달라붙는 것을 저해시키고 보통 감기 환자의 경우 라이노바이러스의 세포수용체로 알려진 Intracellular adhesion molecule(ICAM-1)의 혈중 농도가 감소하는 것으로 나타났다.

정답 ③

해설 아연이 뼈조직에 뭉치게 될 경우 Alkaline phosphatase를 활성화하여 골아세포에서 콜라겐 합성을 촉진시킨다.

## 04

아연에 대한 설명으로 틀린 것은?

① 일일 아연 섭취량을 100mg 초과할 경우 전립선암 위험이 증가할 수 있다.

② 아연을 하루에 고용량(100~300mg)을 복용하면 구리 결핍, 면역기능저하, 두통, 오한, 발열 및 피로를 포함한 만성 독성을 일으킬 수 있다.

③ 퀴놀론계, 테트라사이클린계 항생제(Fluoroquinolones, tetracyclines)-이들과 병용 시 아연에 의해 흡수가 감소된다.

④ 철분과 아연을 동시에 복용하면 서로 흡수를 도와준다.

⑤ 아연으로 인한 부작용 - (경구 제제) 메스꺼움, 구토, 소화불량, 설사, 구리 결핍, 면역기능 저하, 두통, 오한, 발열, 피로(국소제제) 가려움증, 색소 침착, 홍반, 붓기 등이 있다.

정답 ④

해설 철분과 아연을 동시에 복용하면 서로 흡수를 방해한다.

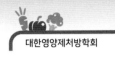
## 23. 마그네슘

### 01

마그네슘에 대한 설명으로 틀린 것은?

① 마그네슘은 ATP 생산, 세포신호전달, DNA, RNA 및 단백질 생합성, 뼈 형성을 비롯한 수많은 생리학적 작용에 필요한 필수 무기질이다.

② 마그네슘은 혈압과 세포 내 칼슘과 칼륨 수치 조절 기능을 하는 효소를 조절하는데 도움을 주며, 심장세포가 정상적으로 기능을 하는데 필수적인 성분이다.

③ 음식으로는 특히 녹색잎 채소에 많이 함유되어 있으며 견과류, 콩과식물, 곡물, 과일 및 생선을 통해서도 섭취가 가능하다.

④ 탄산염, 수산화물 및 산화형태는 제산제 및 완하제로서 사용되며 구연산염 제제는 내시경이나 대장수술 전에 장을 비우는 완하제로서 사용된다. 염화물, 글루콘산염, 젖산염 그리고 황산염 제제의 경우 마그네슘 결핍 치료제로 사용된다.

⑤ 혈중 마그네슘 농도가 낮거나 마그네슘 섭취량이 부족할 경우 돌연 심장사의 발생률이 감소하는 것으로 나타났다.

정답 ⑤

해설 혈중 마그네슘 농도가 낮거나 마그네슘 섭취량이 부족할 경우 돌연 심장사의 발생률이 증가하는 것으로 나타났다.

### 02

마그네슘에 대한 설명으로 틀린 것은?

① 마그네슘은 허혈성 뇌졸중, 대사증후군, 제2형 당뇨병 및 인슐린 저항성, 천식 그리고 골다공증의 위험을 감소시켜주는 것으로 나타났다.

② 마그네슘 섭취량이 증가하면 대장암과 폐암의 발병 위험률이 높아지는 것으로 나타났다.

③ 마그네슘 영양제의 경구 복용은 심부전증 환자의 생존율을 증가시키고, 건강한 성인 및 당뇨병 환자의 인슐린 감수성을 향상시키는 것으로 밝혀졌다.

④ 다른 연구 사례들을 살펴보면 마그네슘 식이 섭취량이 부족한 건강한 청소년을 대상으로 마그네슘 영양제를 복용시키면 골밀도가 증가하고 골다공증이 있는 폐경 후기 여성의 경우 마그네슘

영양제 복용으로 골교체가 감소했다.

⑤ 천식을 앓고 있는 성인의 경우 객관적 측정치인 기도 저항과 주관적 측정치인 천식 조 절 질문 및 삶의 질 부분에서 마그네슘이 긍정적인 효과를 보였고 낭포성 섬유증을 앓고 있는 영아의 경우 마그네슘이 기관지 근육 강화에 도움을 주는 것으로 나타났다.

정답) ②

해설) 마그네슘 섭취량이 증가하면 대장암과 폐암의 발병 위험률이 낮아지는 것으로 나타났다.

## 03

마그네슘에 대한 설명으로 틀린 것은?

① 심장, 신장 또는 위장장애를 가진 사람은 의사의 지시 하에 마그네슘 보충제를 복용해야 한다.

② 부작용으로는 설사, 메스꺼움, 복통 등이 있다.

③ 항생제(Antibiotics)의 경우 - 마그네슘 또는 제산제가 fluoroquinolones, tetracyclines 및 nitrofurantoin의 흡수를 감소시킬 수 있으므로 2~4시간 간격을 두어서 복용해야 한다.

④ 아미노글리코계 항생제(Aminoglycosides)는 마그네슘의 신장 배출량을 늘려서 마그네슘의 농도를 저하시킬 수 있다.

⑤ 마그네슘이 항응고제의 흡수율과 속도를 감소시킬 수 있다.

정답) ⑤

해설) 마그네슘이 항응고제의 흡수율과 속도를 증가시킬 수 있다.

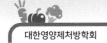
##  24. 칼슘

## 01

칼슘에 대한 설명으로 틀린 것은?

① 칼슘은 인체에 많은 생리기능을 담당하는 필수 유기질이며 대부분 뼈와 이빨에 저장되며 뼈 구조를 유지하는데 필요하다.
② 칼슘은 세포의 신호작용, 근육 수축, 혈액 응고에 도 중요한 역할을 한다.
③ 칼슘과 비타민 D 영양제 단독 요법과 호르몬 요법과의 병용 요법은 여성에게서 LDL-C 수치를 감소시키는 것으로 나타났다.
④ 관상동맥 심장질환, 고혈압 또는 당뇨병 같은 기존 위험인자가 없는 폐경 후기의 여성은 칼슘 및 비타민 D 영양제 복용이 도움을 줄 수 있다.
⑤ 여성을 대상으로 장기간 진행한 대규모 연구결과들을 살펴보면 칼슘제 복용이 심혈관 질환과 별다른 연관성이 없는 것으로 나타났기에 아무런 문제없이 복용이 가능하다.

정답) ①

해설 칼슘은 인체에 많은 생리기능을 담당하는 필수 무기질이며, 대부분 뼈와 이빨에 저장되며 뼈 구조를 유지하는 역할을 한다.

## 02

칼슘에 대한 설명으로 틀린 것은?

① 남성의 경우 칼슘 섭취가 과다하면 심혈관 질환 사망률이 높아지는 것으로 나타났고 또 다른 연구에서는 뇌졸중 병력이 있는 여성 환자가 칼슘제를 복용하면 치매 발병과 관련이 있는 것으로 보이므로 이들은 칼슘 영양제 복용 시 주의가 필요하다.
② 폐경 후기 여성을 7년간 관찰한 결과에선 칼슘과 비타민 D 영양제 복용이 고관절 골절의 위험을 유의미하게 감소시키는 것으로 나타났다.
② 영양제나 식이요법을 통해 칼슘을 보충하면 대장암의 위험이 증가하는 것으로 나타났다.
④ 장기간 진행된 한 연구결과를 살펴보면 인과 함께 칼슘제를 복용 시 전립선암의 발병 위험이 상대적으로 감소하는 것으로 보인다.

⑤ 고함량 칼슘제 복용(하루 1g 이상 복용 시)은 허혈성 뇌졸중의 위험을 높이고 칼슘 및 비타민 D 영양제 복용은 신장 결석의 위험을 증가시킬 수 있다.

정답) ③

해설 영양제나 식이요법을 통해 칼슘을 보충하면 대장암의 위험이 감소하는 것으로 나타났다.

## 03

칼슘에 대한 설명으로 틀린 것은?

① 칼슘 섭취량이 감소하면 혈관 평활근 세포의 막에 저장된 칼슘을 방출해 평활근 세포가 불안정해지며, 적정한 칼슘 농도 상태에서는 칼슘이 혈관세포의 막을 안정화시키고 칼슘이 세포로 침투하는 것을 억제하여 혈관수축을 감소시킨다.
② 남성의 경우 과다한 칼슘 섭취가 전립선암의 발병 위험 증가에 관련이 있는 것으로 나타났다
③ 영양제나 식이요법을 통해 칼슘을 보충하면 대장암의 위험이 감소하는 것으로 나타났다.
④ 장기간 진행된 한 연구결과를 살펴보면 인과 함께 칼슘제를 복용 시 전립선암의 발병 위험이 상대적으로 감소하는 것으로 보인다.
⑥ 철분, 아연, 마그네슘은 - 서로 칼슘의 체내 흡수를 방해하지 않는다.

정답) ⑤

해설 철분, 아연, 마그네슘은 - 서로 칼슘의 체내 흡수를 방해한다.

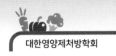
## 25. 셀레늄

### 01

셀레늄에 대한 설명으로 틀린 것은?

① 셀레늄은 필수식이 미량 무기질로 자유 라디칼과 활성산소종에 의한 손상을 중화시키고 보호하는 Glutathione peroxidase와 같은 항산화제의 중요한 구성 성분이다. 또한 갑상선 기능에 중요한 역할을 한다.

② 셀레늄은 곡물, 육류, 해산물, 가금류 및 견과류에 풍부 하게 함유되어 있으며 면역 기능을 강화하고 심혈관계, 류마티스 관절염, 갑상선 질환 및 암 예방을 위한 목적으로 영양제로서 판매되고 있다.

③ 셀레늄 영양제 복용은 HIV 환자의 Viral load를 늘리는 것으로 나타났다.

④ 당뇨병성 신장병증 환자의 경우 셀레늄 복용이 염증 및 산화 스트레스 마커를 감소시키는 것으로 나타났으며, 당뇨병의 예방에는 효과적이지 않았지만, 당 대사를 개선하는데 도움을 주는 것으로 나타났다.

⑤ 갑상선저하증 환자들을 대상으로 9개의 임상연구를 메타 분석한 결과 셀레늄 영양제 복용이 TPO-항체의 농도를 유의미하게 감소시키는 것으로 나타났으며, Thyroglobulin 항체도 감소시키는 것으로 나타났다. 또한 셀레늄 영양제 복용이 위약대비 기분 및 전반적인 상태를 향상시키는 것으로 나타났다.

 정답 ③

**해설** 셀레늄 영양제 복용은 HIV환자의 Viral load를 줄이는 것으로 나타났다.

### 02

셀레늄에 대한 설명으로 틀린 것은?

① 난소암 환자가 셀레늄을 복용하면 탈모, 복통, 식욕감소 같은 난소암 화학요법 치료의 부작용 발생을 감소시키는 것으로 나타났다.

② 화학요법 치료를 받는 청소년의 경우 셀레늄이 피로도와 구역감을 높여주는 것으로 나타났다.

③ 셀레늄 복용은 부인과 암 치료를 받는 환자들의 방사선 치료 효과나 장기간 생존율에 도움을

주지는 못했으나 두경부 부종을 줄이고 설사를 줄이는데 효과적이다.

④ 셀레늄 섭취 가능한 음식으로는 곡물, 버터, 어류, 조개류, 마늘, 해바라기씨, 브라질너트 등이다.

⑤ 셀레늄의 사용 목적으로는 암의 예방 및 치료, 심혈관계 질환, 면역력 증진, 류마티스 관절염 갑상선 질환 등이다.

정답) ②

해설) 화학요법 치료를 받는 청소년의 경우 셀레늄이 피로도와 구역감을 줄여주는 것으로 나타났다.

## 03

셀레늄에 대한 설명으로 틀린 것은?

① 셀레늄은 또한 갑상선호르몬 작용의 조절과 비타민 C의 환원상태를 조절하는 등 체내에 서 여러 작용에 관여한다.

② 셀레늄은 ROS 형성뿐만 아니라 ER stress 및 비접힘단백질반응(UPR) 등 다양한 타겟을 유도해내 세포 자멸을 유발한다. 그러나 셀레늄을 과다 섭취할 경우 ROS의 반대 조절 작 용을 통해 인슐린 저항성을 유도하는 것으로 나타났다.

③ 비타민 C와 고함량 셀레늄과 병용 시 비타민 C의 흡수를 저하시킨다.

④ 스테로이드는 혈중 셀레늄 농도를 높일 수 있다.

⑤ 항응고제, 항혈소판제 - 셀레늄과 병용 시 출혈 위험이 증가할 수 있다.

정답) ④

해설) 스테로이드는 혈중 셀레늄 농도를 낮출 수 있다.

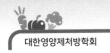

## 🌱 26. 크롬

## 01

크롬에 대한 설명으로 틀린 것은?

① 크롬은 체내에서 인슐린, 포도당 및 지질 대사에 필수적인 미량 무기질이다. 당뇨병, 체중 감소 및 근육량 개선을 목적으로 영양제로서 판매되고 있으며 효모 추출물의 3가 크롬은 내당인자 (GTF)로서 인슐린의 활성을 높이기 위해 OTC 제품으로 판매되고 있다.

② 대부분의 사람들은 음식을 통해서 적절한 양의 크롬을 섭취하지만 크롬이 결핍될 경우 당뇨병 발병과 관련이 있는 것으로 알려져 있다.

③ In-vitro 실험을 살펴보면 저혈당 상태에서 크롬 복용은 유익한 조절 효과를 보여준다.

④ 인체적용 시험 결과, 크롬과 비오틴 병용 요법이 제1형 당뇨병 환자의 혈당조절 개선에 도움을 주는 것으로 나타났다.

⑤ 크롬은 제대로 관리되지 않는 제2형 당뇨병 환자의 혈당 조절에도 도움을 주는 것으로 나타났다.

정답 ④

해설 인체적용 시험 결과, 크롬과 비오틴 병용 요법이 제2형 당뇨병 환자의 혈당조절 개선에 도움을 준다.

## 02

크롬에 대한 설명으로 틀린 것은?

① 다른 연구들을 살펴보면 피콜린산 크롬을 복용하면 조기 기억력 감소를 겪고 있는 노인 의 기억력 을 향상시켰다.

② 비정형 우울증 환자에게서 항우울 효과를 보였다.

③ 월경전증후군 환자에게서 기분 개선 효과가 없다.

④ 크롬은 경구 복용 시 흡수율이 낮으나 피콜린산 크롬이나 염화크롬 형태의 경우 생체 이용률이 더 우수하다.

④ 혈당강화제(설포닐유리아, 인슐린)를 크롬과 병용 시 저혈당 효과가 증가할 수 있다.

**정답** ③

**해설** 크롬은 월경전증후군 환자에게서 기분 개선 효과가 있다.

## 27. 멜라토닌

### 01

멜라토닌에 대한 설명으로 틀린 것은?

① 소량의 멜라토닌이 과일, 견과류, 올리브오일, 와인에 함유되어 있으며 멜라토닌은 수면 보조제로서 사용된다.

② 임상 연구 결과를 살펴보면 멜라토닌은 잠드는데 걸리는 시간(Sleep latency)을 감소시키고 수면의 질을 향상시키는 것으로 나타났다.

③ 멜라토닌 복용은 외상성 뇌손상 환자의 주관적인 수면의 질을 향상시키지 못하는 것으로 보고되었다.

④ 추가 연구에 따르면 멜라토닌은 수술 관련 불안감과 통증뿐만 아니라 편두통 발작 빈도를 감소시켰다.

⑤ 최근에는 멜라토닌이 시차로 인한 피로회복에 도움을 줄 수 있는 것으로 밝혀졌다.

**정답** ②

**해설** 임상 연구 결과를 살펴보면 멜라토닌은 잠드는데 걸리는 시간(sleep latency)을 증가시키고 수면의 질을 향상시키는 것으로 나타났다.

### 02

멜라토닌에 대한 설명으로 틀린 것은?

① 멜라토닌을 섭취 가능한 음식으로는 과일(체리, 바나나), 올리브오일, 견과류(호두), 와인 등이다.

② 밤이 되어 주변이 어두워지면 일주기 생체리듬이 작용하며 멜라토닌이 분비된다. 분비된 멜라토닌은 시상하부에 존재하는 시교차상핵(SCN) 내에 있는 멜라토닌 수용체(MT1, MT2)에 작용하여 수면을 유도한다.

③ 항응고제는 멜라토닌과 병용 시 출혈의 위험이 증가할 수 있다.

④ 항고혈압제제인 니페디핀은 멜라토닌과 병용 시 혈압과 심박 수가 상승할 수 있다.

⑤ 멜라토닌은 졸음을 유발하지 않는다.

정답) ⑤

해설 멜라토닌은 졸음을 유발한다.

## 28. 페퍼민트 오일

## 01

페퍼민트 오일에 대한 설명으로 틀린 것은?

① 주로 위장 내 가스 배출 작용으로 소화장애를 치료하고 감기 증상과 통증에 대한 진통제로서 국소적으로 사용되며 에센셜 오일은 아로마테라피에 사용된다. 또한 페퍼민트는 캔디나 구강 위생 제품의 향료로서 사용된다.

② 임상 연구 결과를 보면 국소적인 페퍼민트 오일 사용이 두통 완화 효과를 보였다.

③ 페퍼민트 오일 경구 제제의 경우 과민대장증후군에 효과를 보였다.

④ 경구용 페퍼민트 오일, 차, 추출물이 소화불량, 위경련 및 일반적인 위장장애에 효과를 보였다.

⑤ 한 예비연구 자료에 의하면 경구용 페퍼민트 오일이 인지능력 조절에 도움을 주지는 않는다는 결과도 있다.

정답) ⑤

해설 한 예비연구 자료에 의하면 경구용 페퍼민트 오일이 인지능력 조절에 도움을 준다는 결과도 있다.

## 29. 아세틸시스테인

## 01

아세틸시스테인에 대한 설명으로 틀린 것은?

① 아세틸시스테인(NAC)은 처방약 및 영양제로 사용되는 강력한 항산화제이며 아세트아미노펜 과다복용 독성을 해독하기 위한 해독제로서 경구 또는 비경구로 투여된다.

② 흡입제 및 구강 용액제제는 기관지 질환 및 기관 절제술 과정에서 기관지 폐색을 완화시키는 점액 용해 효과를 갖는다.

③ 경구용 캡슐은 간 보호 기능을 위한 영양제로서 판매되고 있으며 AIDS와 암 환자에게도 주로 사용되고 있다.

④ 임상연구 자료에 의하면 NAC는 약물에 의한 간독성에 효과가 없다.

⑤ 암과 HIV같은 질병으로 인해 증가하는 GSH 수치를 낮춰주며, 산화 스트레스로 유발되는 증상들의 예방 및 치료에 효과적인 것으로 나타났으며, 화학요법이나 방사선 치료의 독성 완화에도 효과적인 것으로 나타났다.

정답 ④

해설 임상연구 자료에 의하면 NAC는 약물에 의한 간독성에 효과가 있다.

## 02

아세틸시스테인(NAC)에 대한 설명으로 틀린 것은?

① 경구 NAC 복용은 혈액투석환자에게서 산화 스트레스를 감소시키고 신장 기능을 유지하는데 도움을 주는 것으로 나타났다.

② NAC는 글루타민산을 조절하는 효과를 갖고 있으며 약물 중독을 포함한 정신질환 치료 연구에 사용되어 몇몇 가능성을 제시했다.

③ 발모광(trichotillomania) 증상 감소에 도움을 주지 못한다.

④ NAC는 음식에서 찾을 수 없고 시스테인으로 섭취한 후 체내에서 합성이 가능하며 시스테인을 함유한 식품은 유제품, 돼지고기, 가금류, 곡물 등이 있다.

⑤ NAC는 혈액뇌장벽(BBB)을 통과해 뇌의 GSH 수치를 증가시킨다. NAC는 글루타민산 조절자로

서 역할을 하며 정신질환 치료에 역할을 한다.

정답) ③

해설) 발모광(trichotillomania) 증상 감소에 도움을 준다.

## 30. 홍국

## 01

홍국에 대한 설명으로 틀린 것은?

① 홍국은 쌀에서 자라는 곰팡이인 Monascus purpureus에 의해 발효된 제품으로 수천 년 동안 중국에서 식량 및 의약품으로서 사용되어 왔으며, 미국에서는 Cholestin이라는 제품 이름으로 Herbal supplement로서 판매되었다.

② 홍국의 활성 성분인 Monacolin K는 콜레스테롤 강하제인 로바스타틴과 동일한 성분으로 많은 임상연구를 통해 콜레스테롤 수치를 감소시키는 효과가 있는 것으로 입증되었다. 홍국은 혈압 강하에는 별다른 효과가 없는 것으로 나타났다.

③ 다른 연구에서는 CoQ10과 홍국을 병용하면 중증도 고콜레스테롤 혈증 환자의 내피 반응성 및 LDL-C 수치 개선에 도움을 주는 것으로 나타났다.

④ 홍국은 제조과정 중 신장과 다른 장기에 좋지 않은 영향을 주는 독성 발효 부산물질인 Citrinin이 생성될 수 있다는 점을 주의해야 한다. 따라서 영양제를 선택할 때 Citrinin이 완벽히 제거된 제품을 골라야 한다.

⑥ 홍국을 복용하면 CoQ10 수치가 감소하며, 자몽주스와 홍국을 병용하면 자몽주스가 홍국의 혈중 농도를 증가시켜 부작용의 위험이 감소한다.

정답) ⑤

해설) 홍국을 복용하면 CoQ10 수치가 감소하며, 자몽주스와 홍국을 병용하면 자몽주스가 홍국의 혈중 농도를 증가시켜 부작용의 위험이 증가한다.

**31. CoQ10 유비데카레논**

## 01

CoQ10 유비데카레논에 대한 설명으로 틀린 것은?

① 유비퀴논(Ubiquinone)으로도 알려진 Coenzyme Q10(CoQ10)은 세포 호흡과 에너지 생산에 관여하는 물질로서 인간의 모든 세포에서 발견되고 특히 간, 심장, 신장 및 췌장에서 더욱 높은 농도로 존재한다. 또한 항산화 효과를 위한 영양제로서 복용되며 심혈관 질환, 파킨슨병, 불임 및 암 예방제로서 홍보되고 있다.

② 최근 게재된 체계적 문헌 고찰에서는 현재까지의 증거를 토대로 관상동맥질환 환자의 CoQ10 복용에 대해 권고하지 않는 결론을 내렸다.

③ CoQ10은 무력정자증 남성의 정자 운동성 향상에 도움을 주지는 못하는 것으로 나타났다.

④ 다낭성난소증후군(PCOS) 여성의 경우 CoQ10 복용이 인슐린, 지질 및 염증성 마커의 발현을 조절하는 것으로 나타났다.

⑤ 추가적으로 진행성 핵상성 마비(PSP)와 초기 파킨슨병 환자에게서 신경보호 작용을 하는 것으로 나타났다. 하지만 파킨슨병 중기로 넘어가면 아무런 효과가 없는 것으로 나타났다.

정답 ③

해설 CoQ10은 무력정자증 남성의 정자 운동성 향상에 도움을 주는 것으로 나타났다.

## 02

CoQ10에 대한 설명으로 틀린 것은?

① CoQ10 영양제는 다계통 위축의 특징으로 나타나는 기립성 저혈압을 개선한다.

② 조울증 환자가 CoQ10을 기존 치료에 추가적으로 복용하면 우울증 증상 호전에 도움이 되는 것으로 나타났다.

③ CoQ10은 또한 편두통 예방에도 역할을 하는 것으로 밝혀졌다.

④ 미국신경학회에서는 A등급의 근거수준으로 편두통에 대한 CoQ10 복용을 추천하고 있다.

⑤ 유방암 환자를 대상으로 한 실험에서는 CoQ10이 카르니틴(L-carnitine)과 함께 병용 시 중증도에서 심각한 정도의 암 관련 피로도 개선에 효과적인 것으로 나타났다.

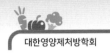

정답 ④

해설 미국신경학회에서는 C등급의 근거수준으로 편두통에 대한 CoQ10 복용을 추천하고 있다.


## 03

CoQ10에 대한 설명으로 틀린 것은?

① CoQ10을 복용하는 심부전증 환자에게서는 낮은 사망률과 운동능력 향상에 도움을 준다.

② CoQ10은 편두통의 주기 및 메스꺼움을 감소시키는데 도움을 주지 못하는 것으로 나타났다.

③ CoQ10은 지질과 산화 과정에서 생성되는 자유라디칼을 제거하고 허혈 상태에서 미토콘드리아의 변형을 막아준다.

④ CoQ10은 혈중 HDL-C, 비타민 C, E 수치를 증가시키고 총콜레스테롤, LDL-C 수치를 감소시키는 등 여러 작용을 통해 심혈관 기능에 도움을 주는 것으로 나타났다.

⑤ HMG-CoA reductase inhibitors(Statin계) 약물들은 CoQ10 생성 과정에 필요한 HMG-CoA reductase 효소를 억제하여 CoQ10 수치를 감소시키는 것으로 나타났다. 또한, 테오필린(Theophylline)-CoQ10과 병용 시 테오필린의 배설이 느려져 부작용이 증가할 수 있다.

정답 ②

해설 CoQ10은 편두통의 주기 및 메스꺼움을 감소시키는데 도움을 주는 것으로 나타났다.


## 32. 엘더베리

## 01

엘더베리에 대한 설명으로 틀린 것은?

① 엘더베리의 꽃잎과 과일은 감기 및 독감 증상, 염증, 호흡기 질환을 줄이기 위해 사용하고 완하제로도 사용된다.

② 열매는 안토시아닌과 다른 페놀류 및 영양분이 적게 함유되어 있다.

③ In-vitro 연구를 통해 엘더베리는 항바이러스, 항박테리아, 항당뇨, 면역조절, 항산화, 항염증 및

암예방(암세포 억제 능력은 약하다는 결과가 있음) 특성을 갖는 것으로 나타났다.

④ 엘더베리에 함유된 플라보노이드와 프로안토시아닌은 HIV1 감염을 차단하고 Enfuvirtide와 같은 HIV 치료 약물에 상가효과를 제공하는 것으로 나타났다.

⑤ 소규모 무작위 배정 임상시험에서 엘더베리가 인플루엔자 증상을 유의미하게 감소시켰다.

**정답** ②

**해설** 열매는 안토시아닌과 다른 페놀류 및 영양분이 적게 함유되어 있다.

# 02

엘더베리에 대한 설명으로 틀린 것은?

① 엘더베리가 만성 변비에 안전하고 효과적인 치료법인 것으로 나타났다.
② 엘더베리는 H1N1 비리온에 결합해 숙주가 될 세포의 인식과 진입을 방지함으로써 H1N1의 활성을 억제한다. 엘더베리는 또한 gp120과 같은 바이러스성 당단백질에 결합하여 HIV1 감염을 방지하는 것으로 나타났지만 아직 정확한 메커니즘은 불분명하다.
③ 엘더베리는 혈당강하 효과가 있어 혈당강하제와 병용 시 고혈당을 유발할 수 있다.
④ 엘더베리는 배뇨를 촉진하기 때문에 이뇨제와 병용 시 상가효과가 나타날 수 있다.
⑤ 엘더베리가 완화제와 병용 시 상가효과로 인해 설사가 심해질 수 있다.

**정답** ③

**해설** 엘더베리는 혈당강화 효과가 있어 혈당강하제와 병용 시 저혈당을 유발할 수 있다.

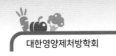

## 33. 달맞이꽃 종자유

### 01

달맞이꽃 종자유에 대한 설명으로 틀린 것은?

① 달맞이꽃(Oenothera biennis)에서 추출되는 달맞이꽃 종자유는 오메가-6의 일종인 감마리놀렌산이 풍부하고 류마티스 관절염, 월경 전 증후군, 습진, 피로, 당뇨병성 신경병증 및 유방통에 주로 사용된다.

② 달맞이꽃 종자유는 피부의 수분 개선에 도움을 주고 경피 수분 손실을 줄여주는 것으로 나타났으며 갱년기 증상 완화에도 주로 사용되는 것으로 알려져 있다.

③ 몇몇 소규모 임상연구를 통해 달맞이꽃 종자유가 아토피성 피부염에 효과가 없는 것으로 나타났다.

④ 한 소규모 연구에서 달맞이꽃 종자유가 이소트레티노인 사용으로 인한 입술 건조 등을 개선할 수 있는 것으로 나타났다.

⑤ Cochrane 분석 결과 달맞이꽃 종자유가 류마티스 관절염 증상을 완화시키는데 효과적이라는 결과가 있다.

정답 ③

해설 몇몇 소규모 임상연구를 통해 달맞이꽃 종자유가 아토피성 피부염에 효과가 있는 것으로 나타났다.

### 02

달맞이꽃 종자유에 대한 설명으로 틀린 것은?

① 비타민 E와 달맞이꽃 종자유의 병용 요법이 주기적으로 발생하는 유방통을 감소시키는 효과를 보였으나 다른 분석 연구결과에서는 유방통이나 월경전증후군에 별다른 개선 효과를 보이지 않았다.

② 달맞이꽃 종자유는 갱년기 여성의 안면홍조 증상을 완화시키고 삶의 질을 개선한다는 결과가 존재하며 운동과 같은 생활습관 개선과 함께 병용하면 더욱 효과적이다.

③ 달맞이꽃 종자유는 오메가-3의 일종인 감마리놀렌산이 풍부하며 감마리놀렌산은 프로스타글란딘의 전구체인 Dihomo-GLA(DGLA)로 체내에서 바로 변환될 수 있다.

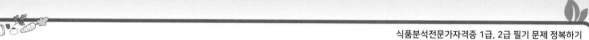

④ 달맞이꽃 종자유를 복용하면 cis-리놀렌산을 GLA로 대사하지 못하는 사람에게 프로스타글란딘을 비롯한 대사 반응에 중요한 중간체를 공급하는 도움을 줄 수 있다.

⑤ 심근경색 후 심근 회복 개선에 대한 효과는 사이토카인 및 프로스타글란딘 생합성에 대한 간접적인 영향과 콜레스테롤 저하 효과를 통해서 나타나는 것으로 밝혀졌다.

정답 ③

해설 달맞이꽃 종자유는 오메가-6의 일종인 감마리놀렌산이 풍부하며, 감마리놀렌산은 프로스타글란딘의 전구체인 Dihomo-GLA(DGLA)로 체내에서 바로 변환될 수 있다.

## 03

달맞이꽃 종자유에 대한 설명으로 틀린 것은?

① 다발성 경화증에는 달맞이꽃 종자유가 항염증반응을 촉진하고, 지방산 막의 유지 및 지방산과 불포화 지방산 간의 균형을 최적화하며, 염증성 사이토카인 생성을 예방한다.

② 아토피성 피부염의 경우 혈중 GLA와 그 대사산물인 DGLA의 농도가 증가할 경우 임상적으로 개선 효과가 나타났다. 또한 GLA는 각질층 성숙, 분화 및 투과장벽 보존성을 향상시키는 기전을 통해 입술건조증 완화에 도움을 주는 것으로 나타났다.

③ 임산부의 경우 달맞이꽃 종자유가 임신 관련 합병증을 유발할 수 있으므로 복용을 피한다.

④ 몇몇 달맞이꽃 종자유 제품에는 에스트로겐이 함유되어 있으므로 호르몬 관련 암이 있는 환자의 경우 에스트로겐이 같이 함유된 제품의 사용을 피한다.

⑤ 항응고제, 항혈소판제와 병용 시 출혈의 위험이 감소할 수 있다.

정답 ⑤

해설 항응고제, 항혈소판제와 병용 시 출혈의 위험성이 증가할 수 있다.

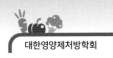
## 34. 아마씨

## 01

아마씨에 대한 설명으로 틀린 것은?

① 아마씨(Flaxseed)는 기침, 감기, 변비 및 요로감염을 치료하기 위해 오래전부터 사용되어 왔다. 또한 국소용 완화제와 연화제로 사용되었으며 오메가-3 및 오메가-6 지방산과 식물성에스트로겐 인 리그난이 풍부하다.

② 아마씨는 가벼운 갱년기 증상을 개선하며 폐경 후기 여성에게서 암예방 효과를 보이는 것으로 나타났다.

③ 아마씨는 여성호르몬 수치를 감소시켜 다낭성난소증후군(PCOS) 환자에게 도움이 될 수 있고, 폐경 후기 여성에게서 에스트로겐과 안드로겐을 적당하게 감소시키는 것으로 관찰되었다.

④ 아마씨 분말은 체이스트베리와 함께 복용하면 주기적으로 나타나는 유방통을 줄이는 데 도움이 된다.

⑤ 아마씨에 함유된 리그난은 남성 전립선 비대증 환자의 하부 요로증상 완화에 도움이 되는 것으로 나타났다.

 정답) ③

해설 아마씨는 남성호르몬 수치를 감소시켜 다낭성난소증후군(PCOS) 환자에게 도움이 될 수 있고, 폐경 후기 여성에 게서 에스트로겐과 안드로겐을 적당하게 감소시키는 것으로 관찰되었다.

## 02

아마씨에 대한 설명으로 틀린 것은?

① 제2형 당뇨병 환자에게 아마씨에 함유된 리그난을 복용시키면 혈당 조절 및 혈압을 낮춰주는 것으로 나타났다.

② 혈액투석 환자의 경우 아마씨유가 심혈관 질환과 관련된 염증성 마커들을 유의미하게 감소시켰다.

③ 아마씨를 복용하면 리그난 배출이 증가하며 생리주기에서 황체기의 연장을 막는다.

④ 아마씨는 유방암, 전립선암 및 흑색종의 성장과 전이를 억제한다는 실험 결과들도 존재한다.

⑤ 아마씨는 식물성 리그난인 Secoisolariciresinol diglucoside(SDG)를 매우 풍부하게 함유하고 있다. 식물성 에스트로겐성인 리그난은 식물의 호르몬 효과에 기여하는 것으로 생각되고 있다.

정답) ③

해설) 아마씨를 복용하면, 리그난 배출이 증가하며 생리주기에서 황체기를 연장시킬 수 있다.

## 03

아마씨에 대한 설명으로 틀린 것은?

① 아마씨는 폐경 전 여성의 생리주기 길이에 영향을 미치는 것으로 보이며 에스트로겐 대사를 농도 의존적으로 변화시켜 2-hydroxyestrogen(2-OH-E1)과 16-alpha-hydroxyestrone (16-alpha-OH-E1)의 비율을 증가시키는 것으로 보인다.

② 아마씨는 식물성 에스트로겐이 함유되어 있으므로 에스트로겐 수용체 양성 유방암(ER+ breast cancer) 환자의 경우 아마씨를 복용해도 된다.

③ 아마씨에 함유된 오메가-3 성분이 항응고 효과를 강화시켜 출혈의 위험을 증가시킬 수 있다.

④ 아마씨에 함유된 오메가-3 성분이 공복 혈당수치를 증가시켜 혈당강하제의 사용량 증가를 유발시킬 수 있다.

⑤ 아마씨에 함유된 오메가-3 성분이 콜레스테롤 수치를 낮추는데 도움을 줄 수 있다.

정답) ②

해설) 아마씨는 식물성 에스트로겐이 함유되어 있으므로 에스트로겐 수용체 양성 유방암(ER+breast cancer) 환자의 경우 아마씨 복용을 피한다.

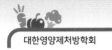

## 35. 산사나무

**01**

산사나무에 대한 설명으로 틀린 것은?

① 산사나무 추출물은 산사나무의 꽃, 잎, 열매를 추출해 얻으며 소화를 촉진시키고, 식욕을 자극하며, 심혈관 질환 및 고지혈증의 치료에 사용된다.

② n-vitro 및 In-vivo 연구를 살펴보면 산사나무는 항염증, 위장보호, 항균 및 심장 보호 효과를 보인다. 임상 연구 결과들을 통해서 울혈성 심부전증 환자에게 도움을 줄 수 있는 것으로 나타났다.

③ 산사나무 추출물의 약리학적 활성은 플라보노이드 및 올리고메릭 프로시아니딘과 같은 성분에 기인한다. 실험실 실험을 통해 산사나무에 함유된 플라보노이드의 심장작용이 Phospho-diesterase(PDE)의 저해를 통해 일어나고 심근세포 내 칼슘의 세포막 투과율을 증가시켜 산사나무가 강심제로서 역할을 하는 것으로 나타났다.

④ 항응고제, 항혈소판제-In-vitro 실험에서 산사나무 추출물이 Thromboxane A2의 생합성을 억제시키는 것으로 나타났다. 따라서 이들의 부작용이 증가할 수 있다.

⑤ 디곡신(Digoxin) - 산사나무 추출물은 디곡신과 다른 화학구조를 가진 알칼로이드를 갖고 있어서 디곡신을 복용하는 경우 산사나무 추출물의 복용을 피한다.

 **정답** ⑤

---

**해설** 디곡신(Digoxin) - 산사나무 추출물은 디곡신과 유사한 화학구조를 가진 알칼로이드를 갖고 있어서, 디곡신을 복용하는 경우 산사나무 추출물의 복용을 피한다.

## 36. 보스웰리아

### 01

보스웰리아에 대한 설명으로 틀린 것은?

① 임상 연구 결과들을 살펴보면 보스웰리아가 기관지 천식, 궤양성 대장염, 경도의 과민 대장증후군 및 근골격계 통증에 대해 효과를 보이는 것으로 나타났다.

② 보스웰리아(Boswellia serrata)는 인도, 중동 및 북아프리카에 분포되어 있는 나무로, 이 나무껍질을 벗겨서 얻는 삼출액 또는 레진(Resin)은 유향(Frankincence or olibanum)으로 알려져 있다.

③ 인도 유향이라고도 불리는 보스웰리아는 관절염, 궤양성 대장염, 기침, 상처 회복 및 천식 치료를 위해 아유르베다(인도 전통의학)에서 자주 사용된다.

④ 보스웰리아는 관절 건강 개선에 도움을 주지 않는 것으로 잘 알려져 있다.

⑤ 보스웰리아의 주성분은 5-Loxin으로 불리는 Boswellic acid로서 항염증 및 항관절염 효과가 있는 5-lipoxygenase 억제제이다.

정답) ④

해설  보스웰리아는 관절 건강 개선에 도움을 주는 것으로 알려져 있다.

### 02

보스웰리아에 대한 설명으로 틀린 것은?

① 골관절염에 관해서는 몇몇 연구 사례에서 보스웰리아가 강황과 병용했을 때 효과를 보이는 것으로 나타났다.

② 부작용으로는 설사, 구역, 복통 등이 있다.

③ 항응고제, 항혈소판제 - 보스웰리아는 혈소판 응집을 억제시키는 효과가 있어 병용 시 출혈의 위험이 감소한다.

④ In-vitro 및 동물실험에서 Boswellic acid는 5-lipoxygenase 또는 Cyclooxygenase-1을 억제시켜 항염증 효과를 보였다.

⑤ 보스웰리아의 주성분인 Boswellic acid가 보스웰리아의 약리학적 활동에 대부분을 차지하는 것으

로 생각되고 있다.

**정답** ③

**해설** 항응고제, 항혈소판제 - 보스웰리아는 혈소판 응집을 억제하는 효과가 있어 병용 시 출혈의 위험이 증가한다.

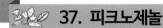
## 37. 피크노제놀

### 01

피크노제놀에 대한 설명으로 틀린 것은?

① 피크노제놀(Pycnogenol®)은 Pinus maritima로 알려진 프랑스 해양 소나무 껍질을 추출해서 얻을 수 있는 프로안토시아니딘으로 구성된 영양제이다.

② In-vitro 및 동물실험 자료를 살펴보면 피크노제놀은 항산화, 항염증, 면역 자극 및 신경보호 작용을 하는 것으로 나타났다.

③ 피크노제놀은 또한 항바이러스, 항균작용을 하는 것으로 나타났는데 HIV의 세포 부착과 복제를 억제했고, 뇌심근염바이러스(EMV)의 복제를 저하시켰다.

④ H.pylori 균이 증식하는 것을 막았으나 위 점막세포에 접착하는 것을 억제하지 못했다.

⑤ 한 예비연구 자료에 의하면 피크노제놀은 폐경기 전 여성의 갱년기 증상을 감소시키는 데 도움을 준다.

**정답** ④

**해설** H.pylori 균이 증식하는 것을 막았으나 위 점막세포에 접착하는 것을 억제시켰다.

### 02

피크노제놀에 대한 설명으로 틀린 것은?

① 월경통 증상을 완화시켰으며 골관절염 증상을 호전시켰다.

② 과다 색소침착, 홍반, 자궁내막증 및 전신홍반 루푸스와 같은 피부 질환에도 효과를 보였다.

③ 피크노제놀은 내피세포 기능장애(Endothelial dysfunction) 및 만성정맥부전(Chronic Venous Insufficiency)에도 효과가 있는 것으로 나타났다.

④ 피크노제놀을 함유한 껌은 잇몸(치은) 출혈과 치태 축적을 증가시켰다.

⑤ 아르기닌과 피크노제놀을 함께 병용하면 발기부전 증상을 개선하는데 효과적이다.

정답) ④

해설 피크노제놀을 함유한 껌은 잇몸(치은) 출혈과 치태 축적을 감소시켰다.

## 03

피크노제놀에 대한 설명으로 틀린 것은?

① 피크노제놀 영양제는 노인환자의 기억력 향상에 도움을 주지 못한다.

② 사용 목적으로는 만성정맥부전(CVI) 혹은 하지정맥류, 발기부전, 고혈압 염증에 사용한다.

③ 피크노제놀의 주성분은 페놀산과 프로안토시아니딘에 속하는 프로시아니딘이다. 이들은 활성산소 및 질소종을 제거하고 과산화물 생성을 억제하여 항산화 작용을 한다.

④ 피크노제놀은 세포 내 글루타치온 수치를 증가시켜 항산화 효소들의 활성도를 증가시킨 다. 또한 NO의 생성을 증가시켜 혈관확장을 유도하고 TNF-$\alpha$로 인해 자극되는 NF-$\kappa$ B의 활성을 방해하여 염증 및 관상동맥질환을 유발시킬 수 있는 유착단백질(VCAM-1, ICAM-1)의 생성을 억제한다.

⑤ 소나무 껍질에 과민반응을 나타내는 경우가 있으므로 과민반응이 있는 환자는 복용을 피하고 피크노제놀은 혈소판 응집을 억제시킬 수 있으므로 항응고제 및 항혈소판제와 병용 시 출혈의 위험이 증가한다.

정답) ①

해설 피크노제놀 영양제는 노인환자의 기억력 향상에 도움을 준다.

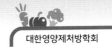

## 38. 붉은토끼풀

## 01

붉은토끼풀에 대한 설명으로 틀린 것은?

① 식물성 에스트로겐으로 작용하는 이소플라본을 함유하고 있으며 이소플라본은 갱년기 증상을 완화시키기 위한 영양제로서 판매되고 있다.

② 붉은토끼풀 추출물은 에스트로겐 작용제로서 작용하여 In-vitro 실험에서 ER+유방암 세포의 증식을 촉진시키는 것으로 나타났다. 하지만 이소플라본 Biochinin A는 Aromatase의 발현 및 활성을 억제시키는 것으로 나타났다.

③ 콜라겐 양을 감소시켜 생쥐의 피부노화를 증가시키는 것으로 나타났다.

④ 붉은토끼풀에 함유된 이소플라본이 위약에 비해 갱년기 증상을 개선하는 것으로 나타났다. 폐경 후기 여성의 경우도 붉은토끼풀이 혈관운동(Vasomotor) 및 갱년기 증상을 완화시키는 것으로 나타났다.

⑤ 골다공증을 앓고 있는 폐경 후기 여성환자를 대상으로 한 시험에서 붉은토끼풀과 프로바이오틱스 병용 요법이 에스트로겐 결핍으로 인한 골밀도 감소를 완화시키고 골교체를 개선하는 것으로 나타났다.

 정답 ③

해설 콜라겐 양을 증가시켜 생쥐의 피부노화를 감소시키는 것으로 나타났다.

## 02

붉은토끼풀에 대한 설명으로 틀린 것은?

① 이소플라본을 함유한 음식을 섭취하면 동맥의 유연성이 개선돼 심혈관 위험이 감소하는 것으로 나타났다.

② ER+ 유방암 환자의 경우 붉은토끼풀의 사용을 피한다. 붉은토끼풀은 메토트렉세이트와 병용 시 독성을 유발할 수 있다.

③ 갱년기 증상에 사용하며, 부작용으로는 알레르기 반응이 알려져 있다.

④ 항응고제, 항혈소판제 - 병용 시 출혈의 위험이 감소시킬 수 있다.

⑤ 메토트렉세이트(Methotrexate) - 병용 시 독성을 유발하여 심한 구토와 상복부 통증을 유발할 수 있다.

정답 ④

**해설** 항응고제, 항혈소판제 - 병용 시 출혈의 위험이 증가될 수 있다.

## 39. 크랜베리

### 01

크랜베리에 대한 설명으로 틀린 것은?

① 크랜베리는 북미와 유럽에서 자라는 상록관목으로 비타민 C가 매우 풍부하고, 주로 주스와 가공된 과일로 섭취된다. 크랜베리 추출물은 요로 건강 및 요로감염 예방을 목적으로 건강기능식품으로 판매되고 있다. 또한, 위장관 감염, 심혈관 질환 및 암 예방을 위해서도 복용한다.

② 전 임상 연구에서는 크랜베리 추출물이 항균, 항진균, 항염증, 항산화 작용을 하는 것으로 나타났으며, 구강 칸디다균의 생체막(Biofilm) 생성을 저지하는 효과도 보이는 것으로 나타났다.

③ 임상 연구 결과들을 살펴보면 크랜베리 추출물은 성인 및 어린이를 비롯해 방사선 치료를 받는 전립선암 환자와 요로 환자의 요로감염 예방에도 효과가 있는 것으로 나타났다

④ 연구에서는 요양원에서 요로감염 예방을 위해 크랜베리 추출물을 사용하는 것은 비용 - 효율 측면에서 오히려 비용을 감소시키는 것으로 나타났다. 재발성 요로감염 예방에 관한 크랜베리 복용 연구 사례를 살펴보면, 50세 이상 여성 환자에게서 요로감염 재발률이 유의미하게 감소하는 것으로 나타났지만, 젊은 대학생 여성에게선 별다른 이득이 없는 것으로 나타났다.

⑤ 크랜베리는 비용 - 효율 측면이나 효율 측면에서 박트림(TMP/SMX)보다 효과적이지 않은 것으로 나타났으나 항생제 내성 세균의 위험을 감소시켰다.

정답 ④

**해설** 후속 연구에서는 요양원에서 요로감염 예방을 위해 크랜베리 추출물을 사용하는 것은 비용 - 효율 측면에서 오히려 비용을 증가시키는 것으로 나타났다. 재발성 요로감염 예방에 관한 크랜베리 복용 연구 사례를 살펴보면, 50세 이상 여성 환자에게서 요로감염 재발률이 유의미하게 감소하는 것으로 나타났지만, 젊은 대학생 여성에게선 별다른 이득이 없는 것으로 나타났다.

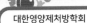
## 02

크랜베리에 대한 설명으로 틀린 것은?

① 크랜베리 주스는 H. pylori 균이 위 점막에 부착하는 것을 억제하고, 장기적으로 복용 시 H. pylori 균의 감염을 억제시키는 것으로 나타났다. 또한 H. pylori 제균 요법에 크랜베리 주스 섭취가 치료에 도움을 주는 것으로 나타났다.

② 크랜베리는 또한 치석 형성 및 잇몸 질환의 발병을 예방하는 효과가 있는 것으로 나타났다.

③ 크랜베리 추출물과 프로안토시아니딘은 전립선, 폐, 간, 유방, 난소, 소화관, 구강 등 다양한 암 세포의 증식을 억제하는 작용을 보였다. 하지만 크랜베리 주스 섭취가 이런 암이나 심장질환을 예방하는데 큰 도움이 되지는 않았다.

④ 남성 당뇨병 환자의 경우 크랜베리 주스가 심혈관 질환의 발병 위험을 감소시키지 못하는 것으로 나타났다.

⑤ 크랜베리 주스나 정제는 신장결석을 형성할 수 있는 수산염(Oxalate)이 높은 농도로 함유되어 있으므로, 신장결석 환자의 경우 섭취나 복용 시 주의해야 한다.

정답 ④

해설 남성 당뇨병 환자의 경우 크랜베리 주스가 심혈관 질환의 발병 위험을 감소시키는 것으로 나타났다.

## 03

크랜베리에 대한 설명으로 틀린 것은?

① 요로감염의 예방 및 치료 암의 예방 및 치료 위궤양 죽상동맥경화증 잇몸 질환을 목적으로 복용합니다.

② 크랜베리에 함유된 프로안토시아니딘인 c-PAC들 중 A-type 연결 형태는 박테리아가 요로에 부착되는 것을 저해하여 요로감염을 예방할 수 있는 것으로 나타났다. 유사한 기전으로 C. albicans가 생성하는 생체막의 점착을 저해하는 것으로 나타났다.

③ H. pylori 균이 위 점막에 부착하는 것을 방지하여 위궤양을 예방하며, 구강 연쇄구균이 치아와 뼈를 구성하는 하이드록시아파타이트에 달라붙는 것을 저해시키고 이들의 생체 막 형성을 억제하였다.

④ 크랜베리는 또한 NF-$\kappa$B와 MMP3 단백질 억제를 통한 치근 섬유아세포의 증식을 조절해 치주염에 효과를 보이는 것으로 나타났다

⑤ 크랜베리 제품은 수산염 수치를 증가시켜 신장결석의 위험을 높일 수 있으므로, 신장결석 환자의 경우 섭취 및 복용을 피하고, 크랜베리 주스 및 정제가 와파린에 의한 항응고 작용을 억제시킬

수 있다.

정답 ⑤

해설 크랜베리 제품은 수산염 수치를 증가시켜 신장결석의 위험을 높일 수 있으므로, 신장결석 환자의 경우 섭취 및 복용을 피하고, 크랜베리 주스 및 정제가 와파린에 의한 항응고 작용을 향상시킬 수 있다.

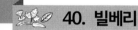

## 40. 빌베리

## 01

빌베리에 대한 설명으로 틀린 것은?

① 빌베리는 시력개선 및 전반적인 안구 건강을 증진시키는데 도움을 주는 영양제로 판매되며, 빌베리에 함유된 안토시아닌은 망막 시각세포 내에 존재하는 로돕신을 재생하는데 도움을 주는 것으로 생각된다.

② In-vitro 실험에서 빌베리에 함유된 폴리페놀은 신경퇴행성 과정과 안구질환을 보호하는 기능을 보였다.

③ 한 소규모 임상시험의 결과로 정상 안압 백내장 환자에게서 빌베리 복용이 시력개선에 도움을 주는 것으로 나타났다.

④ 다른 연구결과들을 살펴보면 빌베리 추출물이 경도에서 중증도의 궤양성 대장염 증상을 완화시켰고, 대사증후군의 위험이 있는 여성에게 빌베리 섭취가 혈중 지질 및 지방 단백질의 수치를 개선하는 것으로 나타났다. 다만, 대사증후군의 위험이 낮은 여성에게서는 오히려 반대 효과가 나타났다.

⑤ 또한 제2형 당뇨병 고위험군 성인이 통밀과 생선 및 빌베리 식단을 섭취하면 지질상태가 변하고 당대사율이 개선되는 것으로 나타났다.

정답 ③

해설 한 소규모 임상시험의 결과로 정상 안압 녹내장 환자에게서 빌베리 복용이 시력개선에 도움을 주는 것으로 나타났다.

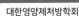

## 02

빌베리에 대한 설명으로 틀린 것은?

① In-vitro 및 In-vivo 연구결과들을 살펴보면 빌베리가 항암작용을 갖는 것으로 보이며, 파일럿 연구결과 빌베리 추출물이 대장암 세포의 증식을 유의미하게 감소시키는 것으로 나타났다.

② 사용 목적으로는 시력개선 및 안과질환, 당뇨망막병증, 설사, 점막염

③ In-vitro에서 빌베리의 폴리페놀은 단백질 응집체인 아밀로이드 피브릴(Amyloid fibril) 형성을 억제하고, 성숙한 피브릴을 분해하고, 세포자멸을 유도하는 GroES 샤페로닌의 중간체를 분해하는 기전을 통해서 신경퇴행성 질환으로 인해 발생하는 피브릴 형성을 조절하는 것으로 나타났다.

④ In-vitro 및 In-vivo 실험을 통해 빌베리가 ERK1 억제 및 Akt 인산화를 통해서 혈관 신생성 향상 기능을 하는 것으로 나타났다.

⑤ 고콜레스테롤 혈증을 앓고 있는 성인의 경우 안토시아닌이 NO-cGMP 신호 체계의 활성화를 도와 혈관 확장 기능을 하는 것으로 나타났다.

 ④

해설 In-vitro 및 In-vivo 실험을 통해 빌베리가 ERK1 억제 및 Akt 인산화를 통해서 혈관 신생성 억제 기능을 하는 것으로 나타났다.

## 41. 베르베린

## 01

베르베린에 대한 설명으로 틀린 것은?

① 베르베린은 Alkaloid로서 Goldenseal, European barberry, Goldthred 등 여러 식물에 함유된 주요 활성 성분으로 고지혈증, 당뇨, 심장질환, 감기, 변비 등 다양한 질환을 치료하기 위해 사용된다.

② 몇몇 연구에서 고지혈증 환자가 베르베린을 3개월간 복용하면 총콜레스테롤, LDL-C, 중성지방이 효과적으로 감소하는 것으로 나타났다. 고지혈증과 당뇨병 합병증이 있는 환자에게서도 베르베린이 효과적으로 총콜레스테롤, LDL-C, 중성지방을 감소시켰다.

③ 베르베린은 단독요법만으로도 지방 수치를 감소시켰지만, 다른 치료제 혹은 생활습관 개선과 병용 시 더욱 효과적인 것으로 나타났다.

④ 몇몇 임상시험에서 이상 지질혈증 및 제2형 당뇨병 합병증을 앓고 있는 환자가 베르베린을 3개월간 복용한 뒤 HbA1c, 공복 혈당수치 및 식후 혈당수치(PPG)가 유의미하게 감소한 것으로 나타났다.

⑤ 칼슘채널 차단제와 병용 시 혈압이 더욱 증가하는 것으로 나타났다.

정답) ⑤

해설  칼슘채널 차단제와 병용 시 혈압이 더욱 감소하는 것으로 나타났다.

## 02

베르베린에 대한 설명으로 틀린 것은?

① 사용 목적은 고지혈증 및 이상 지질혈증, 당뇨병, 울혈성 심부전증, 고혈압, 다낭성 난소증후군

② 베르베린이 혈당수치를 감소시키는 기전은 제2형 당뇨병 환자의 림프구 내 인슐린 수용체의 발현을 감소시키는 것으로 나타났다.

③ 동물실험 결과 베르베린은 체내 콜레스테롤 흡수를 억제하고 담즙 생성을 증가시키는 기전으로 콜레스테롤 조절에 효과적인 것으로 나타났다.

④ 인체적용시험을 통해서 심각한 울혈성 심부전증을 앓고 있는 환자에게 베르베린을 IV로 주입시켰을 때 말초혈관 확장과 심장 수축을 자극시키는 작용으로 심부전증 완화에 효과를 보였다.

⑤ 주의사항으로 베르베린은 심각한 심장질환이 있는 환자의 QTc를 연장시킬 수 있다.

정답) ②

해설  베르베린이 혈당수치를 감소시키는 기전은 제2형 당뇨병 환자의 림프구 내 인슐린 수용체의 발현을 증가시키는 것으로 나타났다.

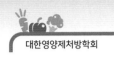
 **42. 알로에베라**

## 01

알로에베라에 대한 설명으로 틀린 것은?

① 알로에 잎에서 얻는 투명하고 두꺼운 젤은 상처 회복, 화상, 건선, 동상, 궤양성 대장염 및 당뇨병 치료에 효과적이고 변비를 완화시키는데 사용된다.
② 알로에는 항산화 및 항염 작용을 하지 않는다.
③ 알로에베라 크림제제는 설파디아진(Silver sulfadiazine)보다 2도 화상 치료 능력이 우수한 것으로 보고된 바 있다.
④ 알로에 연고는 방사선 치료를 받은 환자의 급성 대장염 증상을 호전시켰다.
⑤ 다른 무작위 배정 임상연구에서 알로에 겔은 피부이식수술 부위의 회복에 도움을 준다.

 정답 ②

해설 알로에는 항산화 및 항염 작용을 한다.

## 02

알로에베라에 대한 설명으로 틀린 것은?

① 한 체계적 문헌 고찰에 의하면 알로에는 편평태선에 효과적이고, 스테로이드 제제와 비교했을 때 부작용이 적은 것으로 나타났다.
② 알로에 겔 복합제제는 당뇨병 전기 또는 초기 당뇨병을 앓고 있는 비만 환자의 체중 및 인슐린 저항성을 증가시켰다.
③ 사용 용도 - 화상, 궤양성 대장염, 당뇨병, 건조한 피부, 소양감
④ 알로에베라에서 추출된 올리고당은 면역억제 사이토카인의 생성을 감소시켜 자외선에 의해 억제되는 지연 과민반응 감소를 예방하는 것으로 나타났다. 알로에베라는 또한 TNF-$\alpha$에 의해 유도된 Keratinocyte의 증식과 NF-$\kappa$B 경로의 과잉 활성화를 억제시켜 건선 치료에 도 효과를 보이는 것으로 나타났다.
⑤ 알로에의 폴리머 부분(Avpf)은 위궤양 유발에 중요한 iNOS, nNOS, MMP-9 단백질의 mRNA 발현을 감소시켜 술에 의해 유발되는 위점막 손상을 예방하는 것으로 나타났다.

**정답** ②

**해설** 알로에 겔 복합제제는 당뇨병 전기 또는 초기 당뇨병을 앓고 있는 비만환자의 체중 및 인슐린 저항성을 감소시켰다.

# 03

알로에베라에 대한 설명으로 틀린 것은?

① 알로에베라는 또한 Acemannan, Aloeride 및 Di(2-ethylhexyl)phthalate(DEHP)와 같은 성분을 통해서 면역조절 및 항암효과를 갖고 있는 것으로 보인다.

② 알로에베라 부작용 - 설사, 메스꺼움, 전해질 불균형(저칼륨혈증)

③ 상호작용으로 주의할 약물은 디곡신(Digoxin)이다 - 알로에베라는 저칼륨혈증을 유발할 수 있으므로 디곡신의 부작용을 증가시킬 수 있다.

④ 알로에베라 크림제제는 설파디아진(Silver sulfadiazine)보다 2도 화상 치료 능력이 우수한 것으로 보고된 바 있다.

⑤ 한 체계적 문헌 고찰에 의하면 알로에는 편평태선에 효과적이고, 스테로이드 제제와 비교했을 때 부작용이 많은 것으로 나타났다.

**정답** ⑤

**해설** 한 체계적 문헌 고찰에 의하면 알로에는 편평태선에 효과적이고, 스테로이드 제제와 비교했을 때 부작용이 적은 것으로 나타났다.

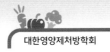
 **43. 마늘**

## 01

마늘에 대한 설명으로 틀린 것은?

① 마늘 제품의 총 활성도를 측정하는 가장 좋은 방법은 Allicin의 함량을 측정하는 방법이다.

② 마늘은 고콜레스테롤 혈증 환자에게서 총콜레스테롤 및 LDL-C 수치를 저하시키는데 효과적이지 않다고 밝혀졌다.

③ 항혈전제로서의 결과들은 마늘이 혈소판 응집을 적절하게 감소시키는 것이 반복해서 나타났다.

④ 고혈압 환자의 경우 혈압을 낮출 가능성이 있는 것으로 나타났으며, 면역 자극에도 효과를 보였다.

⑤ 사용 용도 - 심혈관계 질환, 고콜레스테롤 혈증, 고혈압, 감염

정답 ②

해설 마늘은 고콜레스테롤 혈증 환자에게서 총콜레스테롤 및 LDL-C 수치를 저하시키는데 효과적인 것으로 밝혀졌다.

## 02

마늘에 대한 설명으로 틀린 것은?

① 손상되지 않은 마늘 세포에는 Alliin으로 알려진 냄새가 있는 황아미노산이 들어 있다.

② 세포가 파괴되면 Alliin은 이웃 세포에 있는 Alliinase와 반응하여 Allicin으로 전환된다. Allicin은 강력한 항생제이지만 냄새가 심하고 불안정한 상태이며, 항혈소판, 항생제 및 항고지혈증 작용을 하는 것으로 알려져 있다.

③ 마늘은 고지혈증 환자에게서 HMG-CoA Reductase 억제제로 작용해 콜레스테롤 수치를 낮춰준다. 죽상동맥경화증의 경우, 마늘은 산화 스트레스와 LDL의 산화를 줄이고 항혈전 효과를 보인다.

④ 마늘은 내피세포 유래 평활근이완인자(endothelium-derived relaxation factor)의 생성을 활성시켜 평활근 이완 및 혈관확장을 유발해 혈압을 감소시키는 것으로 생각된다.

⑤ 부작용으로는 두통, 피로감, 혈소판 기능 장애, 출혈, 냄새, 복통, 설사, 발한, 저혈당 등이 있으며,

마늘과 인슐린을 병용 시 저혈당이 증가할 수 있고, 마늘과 항응고제 및 항혈소판제와 병용 시에는 출혈의 위험성이 있다.

정답 ①

**해설** 손상되지 않은 마늘 세포에는 Alliin으로 알려진 냄새가 없는 황아미노산이 들어있다.

## 44. 말밤

## 01

말밤에 대한 설명으로 틀린 것은?

① 말밤에는 Escin 혹은 Aescin이라 불리는 사포닌을 함유하고 있으며, Esculin 혹은 Aesculin이라 불리는 강력한 항혈전 효과를 보이는 독성 배당채 또한 포함하고 있다.

② 여러 인체적용 시험결과 말밤 추출물을 복용한 환자는 만성정맥부전(Chronic vein insufficiency) 질환의 증상이 완화되는 것으로 나타났다.

③ 말밤 추출물이 피크노제놀보다 다리부종, 중압감 및 경련을 더욱 효과적으로 완화시키는 것으로 알려져 있다.

④ Esculin은 정맥류 관련 불임환자에게서 정자의 질을 향상시키는데 효과적인 것으로 나타났다.

⑤ 말밤 추출물은 독성 물질인 Esculin이 제거되면 심각한 부작용은 없는 것으로 보인다. 어지럼증, 구역, 복통, 두통, 가려움증 등이 부작용이다.

정답 ③

**해설** 피크노제놀이 말밤 추출물보다 다리부종, 중압감 및 경련을 더욱 효과적으로 완화시키는 것으로 알려져 있다.

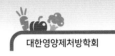

## 45. 스피룰리나

### 01

스피룰리나에 대한 설명으로 틀린 것은?

① Cyanobacteria라고도 알려져 있는 스피룰리나는 지구에서 가장 오래된 청록색 조류로서 세포벽이 얇은 원시 자가 영양 원핵생물체이다.

② 스피룰리나는 단백질, 탄수화물, 식이섬유를 비롯해서 항산화 효소, 감마 리놀렌산, 항산화성 색소 및 비타민과 무기질을 다량으로 함유한 식품으로 면역력 증진을 통한 바이러스 감염을 예방, 체중 감소를 위해 영양제 형태로 복용되고 있다.

③ 연구결과 스피룰리나는 알레르기성 비염, 당뇨병, 신증후군, 고지혈증 환자의 콜레스테롤 저하에 효과적인 것으로 나타났다.

④ 예비연구 자료 결과 만성 C형 간염의 치료에도 효과적인 것으로 나타났다.

⑤ 스피룰리나는 Microcystis 종 같은 독성이 있는 조류의 균주에 의해 오염될 수 있어 자연산이 인공 배양한 제품보다 더욱 낫다는 평가가 있다.

 정답 ⑤

**해설** 스피룰리나는 Microcystis 종 같은 독성이 있는 조류의 균주에 의해 오염될 수 있어 자연산보다는 인공 배양한 제품이 더욱 낫다는 평가가 있다.

### 02

스피룰리나에 대한 설명으로 틀린 것은?

① 사용 목적은 체중감소, 고콜레스테롤 혈증, 피로개선, 면역력 증진, 알레르기 및 알레르기성 비염, 암의 예방 및 치료

② Calcium spirulan은 또한 단순 헤르페스바이러스(HSV1), 거대세포바이러스(Cytomegalovirus) 및 인플루엔자(Influenza)의 복제를 억제시켰다.

③ 스피룰리나에서 추출되는 다당류인 Calcium spirulan은 In-vitro 실험에서 CD4gp120의 상호 작용을 방해하여 HIV-1 바이러스의 복제를 억제하는 것으로 나타났지만, 임상적 의의는 아직 알 수 없다.

④ 제2형 당뇨병 환자를 대상으로 한 몇몇 임상시험에서도 스피룰리나가 ApoB를 감소시키고 ApoA1을 증가시켜 총콜레스테롤, LDL-C 및 VLDL-C 수치를 감소시켰고 혈당수치 또한 유의미

식품분석전문가자격증 1급, 2급 필기 문제 정복하기

하게 감소시켰다.

⑤ Microcystin에 오염된 스피룰리나는 간독성, 신부전 및 신경독성을 일으킬 수 있으며, 항응고제, 혈전용해제와 사용 시 출혈을 감소시킨다.

정답) ⑤

해설 Microcystin에 오염된 스피룰리나는 간독성, 신부전 및 신경독성을 일으킬 수 있으며, 항응고제, 혈전용해제와 사용 시 출혈을 증가시킨다.

## 46. 포도씨 추출물

## 01

포도씨 추출물에 대한 설명으로 틀린 것은?

① 동물 실험 결과를 살펴보면 포도씨 추출물의 프로안토시아니딘(Proanthocyanidin extract, GSPE)은 죽상동맥경화증을 억제하며, 독소루비신과 사이클로스포린, 아미카신, 아미오다론 등 약물로 인한 신독성, 폐독성 및 심장독성을 최소화하는데 도움이 된다.

② 소규모 임상 연구 결과 LDL-C 감소와 혈중 항산화 활성도를 증가시켰다.

③ 한 연구에서 포도씨 추출물이 관상동맥우회술을 받은 환자에게 항산화 효과를 통해 수술에 의한 산화 스트레스를 증가시키는 단점을 제공하는 것으로 나타났다.

④ 메타 분석 결과 포도씨 추출물은 수축기 혈압과 심박수를 유의미하게 감소시키는 것으로 밝혀졌지만, 지질이나 C-reactive protein 수치에는 별다른 영향을 미치지 못했다. 또한 포도씨 추출물을 국소적으로 바르면 상처 수축 및 폐쇄를 촉진하는 것으로 나타났다.

⑤ 여러 임상 연구 결과 포도씨 추출물은 강력한 항산화 작용을 통해서 만성정맥부전과 부종에 탁월한 효과를 보이는 것으로 나타났다. 그 밖에 포도씨 추출물이 야맹증, 황반변성, 치질, 당뇨병 등 여러 질환을 개선하는데 도움을 주는 것으로 나타났다.

정답) ③

해설 한 연구에서 포도씨 추출물이 관상동맥우회술을 받은 환자에게 항산화 효과를 통해 수술에 의한 산화 스트레스를 감소시키는 이점을 제공하는 것으로 나타났다.

## 02

포도씨 추출물에 대한 설명으로 틀린 것은?

① 사용 목적 - 안구건강 죽상동맥경화증 고콜레스테롤 혈증 상처회복
② 포도씨 추출물은 주로 혈관, 림프, 관절을 구성하는 콜라겐 및 엘라스틴 등의 합성을 촉진하고 분해를 억제함으로써 혈관 조직을 튼튼하게 한다.
③ 여러 동물 모델 및 인체적용 시험에서 포도씨 추출물은 자유 라디칼 제거, COX-2와 염증 유발 사이토카인의 생성과 분비를 감소시켜 항염증 작용을 하는 것으로 나타났다.
④ 부작용은 두드러기, 발진, 광과민성, 복통, 구역, 설사, 두통
⑤ 항응고제 - 포도씨 추출물은 항응고제로서도 작용할 수 있으므로 이들과 병용 시 출혈의 위험이 감소한다.

정답) ⑤

해설 항응고제 - 포도씨 추출물은 항응고제로서도 작용할 수도 있으므로 이들과 병용 시 출혈의 위험이 증가한다.

## 47. 글루코사민과 콘드로이틴

## 01

글루코사민과 콘드로이틴에 대한 설명으로 틀린 것은?

① 글루코사민은 포도당으로부터 Endogenous하게 생합성 되는 단백단당류(Aminomono-saccharide)로서, 연골에서 발견되는 당-단백 물질인 프로테오글리칸(Proteoglycan) 및 글리코사미노글리칸(Glycosamioglycan, GAG)의 생합성에 사용된다.
② 글루코사민은 항염증 작용을 하지 않는다.
③ 콘드로이틴은 신체에서 자연적으로 생성되는 분자로서 연골의 주요 구성 요소이다. 상업용 콘드로이틴은 상어와 소연골에서 추출하거나 합성을 통해서 생성된다. 콘드로이틴은 결합 조직에서 액체(특히 수분)를 흡수하여 연골을 건강하게 유지하는데 도움을 준다. 또한 연골을 분해하는 효소를 차단하며, 새로운 연골을 생성하기 위한 구성 요소를 공급한다.
④ 글루코사민과 콘드로이틴 설페이트는 주로 함께 병용하여 복용하며 NSAID와 함께 복용하면 효과가 더욱 좋다.

⑤ 초기 연구결과 글루코사민과 콘드로이틴은 퇴행성 및 턱관절 장애 증상완화에 도움을 주는 것으로 나타났다.

**정답 ②**

**해설** 글루코사민은 항염증 작용을 한다.

## 02

글루코사민과 콘드로이틴에 대한 설명으로 틀린 것은?

① 메타 분석결과 글루코사민과 콘드로이틴 모두 무릎관절 통증완화에 효과가 있는 것으로 나타났다.

② 최근 발표된 무작위 배정 임상 연구 결과에 의하면 식이유황을 글루코사민, 콘드로이틴과 함께 병용하면 글루코사민, 콘드로이틴 두 성분만 복용하는 것보다 더욱 유의미하게 통증을 완화시키는 것으로 나타났다.

③ 글루코사민은 NSAIDs, 스테로이드에 의한 대사장애로부터 연골을 보호하고 항염증 효과를 보인다.

④ 글루코사민과 콘드로이틴은 결과적으로 NO와 PGE2의 생성을 억제하여 연골세포 자멸과 염증반응을 증가시킨다.

⑤ 주의점은 글루코사민이 간독성을 유발한 사례가 있으므로 간질환이 있는 환자는 글루코사민 복용 시 주의한다. 조개류나 갑각류에 알레르기 반응이 있는 환자는 글루코사민의 복용을 피한다.

**정답 ④**

**해설** 글루코사민과 콘드로이틴은 결과적으로 NO와 PGE2의 생성을 억제하여 연골세포 자멸과 염증반응을 감소시킨다.

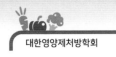

 **48. 식이유황**

## 01

식이유황에 대한 설명으로 틀린 것은?

① 식이유황(MSM)은 녹색잎채소, 과일, 야채, 곡물 및 소와 인간의 부신 등에서 자연적으로 생성되는 화합물로서 Dimethylsulfoxide(DMSO)의 대사물질이다.

② MSM은 경구 및 국소제제로 사용되며 항염증 및 진통작용은 없다.

③ 만성 통증, 골관절염, 관절염, 류마티스 관절염, 골다공증, 근골격 통증 등 주로 관절과 뼈에 관련된 통증에 사용된다.

④ 다른 증상으로는 안구염증, 치주질환, 상처회복 등에 사용된다.

⑤ 여러 임상 연구 결과 MSM은 단독요법 혹은 글루코사민 및 콘트로이틴과 병용요법으로 복용 시 통증, 붓기, 관절기능 개선 및 운동능력 개선을 통해 골관절염 증상을 완화시키는 것으로 나타났다. 그러나 MSM은 관절의 뻣뻣함은 개선하지 못하는 것으로 나타났다.

정답 ②

해설 MSM은 경구 및 국소제제로 사용되며 항염증 및 진통작용이 있다.

## 02

식이유황에 대한 설명으로 틀린 것은?

① 사용 목적 - 관절염, 골관절염

② MSM은 세포막을 안정시키고, 손상된 세포에서 세포 내 구성 물질의 유출을 막거나 지연시키며, 염증을 유발하는 자유 라디칼을 제거하는 것으로 나타났다.

③ MSM은 메틸기 전달자로서 호모시스테인 수치를 감소시키는 것으로 보인다. 체내에서 MSM은 혈중 및 소변 내 말론디알데히드(MDA) 수치를 감소시키고 항산화 상태를 개선하며 지질과산화를 증가시키는 것으로 생각된다.

④ In-vitro 실험을 통해서 MSM이 NF-$\kappa$B, IL1, IL-6, IL-8 및 TNF-$\alpha$ 수치를 감소시켜 항염증 작용을 하는 것으로 나타났다.

⑤ 부작용으로는 구역, 설사, 복부팽만, 두통, 피로감, 불면증, 집중력 장애, 알레르기 반응

정답 ③

**해설** MSM은 메틸기 전달자로서 호모시스테인 수치를 감소시키는 것으로 보인다. 체내에서 MSM은 혈중 및 소변 내 말론디알데히드(MDA) 수치를 감소시키고 항산화 상태를 개선하며 지질과산화를 감소시키는 것으로 생각된다.

## 49. 크레아틴

### 01

크레아틴에 대한 설명으로 틀린 것은?

① 크레아틴은 자연적으로 발생하는 아민 화합물로서 주로 붉은 육류와 생선에서 섭취가 가능하다. 크레아틴의 95%는 골격근에 저장되며, 나머지는 뇌와 심장근육 등 다른 조직에 저장된다.

② 크레아틴은 골격근의 에너지 대사에 매우 중요한 역할을 하는 것으로 알려져 있으며, 연구결과 크레아틴 복용이 근육 내 크레아틴 농도를 증가시키는 것으로 나타났다. 이로 인해 크레아틴은 근력과 운동기능 향상을 목적으로 영양제로서 주로 복용된다.

③ 미국 내에서도 매년 27억 원 규모의 운동보조식품 시장의 대부분에 크레아틴이 함유돼 있다. 크레아틴은 또한 노화에 따른 근손실, 골밀도, 울혈성 심부전, 우울증 등의 개선을 위해서 복용한다.

④ 한 메타 분석결과 크레아틴을 복용하면서 웨이트 트레이닝을 진행한 중년 및 노인들이 웨이트 트레이닝 단독으로 진행한 대조군보다 총 체질량(Total body mass) 및 지방제외 체중(Lean body mass)이 증가한 것으로 나타났으며, 크레아틴이 지방 무게는 감소시키지 않은 것으로 나타났다.

⑤ 크레아틴은 웨이트 트레이닝을 제외한 단독복용으로도 효과가 있으며, 꼭 운동과 함께 병용해야만 효과를 기대하는 것은 아니다.

정답 ⑤

**해설** 크레아틴은 웨이트 트레이닝을 제외한 단독복용은 별다른 효과를 보이지 않는 것으로 나타났으며, 꼭 운동과 함께 병용해야만 효과를 기대할 수 있다.

## 02

크레아틴에 대한 설명으로 틀린 것은?

① 크레아틴은 태생적으로 Guanidinoacetate methyltransferase(GAMT) 결핍, Arginine-glycine amidinotransferase(AGAT) 결핍 및 Creatine transporter의 기능 장애가 있는 아이들의 뇌에 크레아틴 농도가 감소하는 것을 보충시켜주는 것으로 나타났다.

② 앞서 ①에서 말한 세 가지 단백질 기능 중 하나라도 장애가 있다면, 뇌 내에 크레아틴 대사 기능에 이상이 생겨 크레아틴 농도가 감소하고 정신지체, 자폐증, 발작 및 운동장애증상 등이 나타날 수 있다.

③ 사용 목적 근력 및 운동능력 향상 울혈성 심부전 Cerebral creatine deficiency syndrome

④ 크레아틴 수치가 높은 경우 격렬한 운동으로 인해 소비되는 ATP를 복원시켜주는 능력이 향상되는 것으로 생각된다. 크레아틴은 심장근육에서 GTP를 제공하고, 근초(sarcolemma)를 안정시키고, 산화 손상으로부터 근육을 보호하는 기능을 통해 심부전 환자에게 도움을 주는 것으로 밝혀졌다.

⑤ 부작용은 땀, 갈증, 전해질 불균형, 위장장애, 메스꺼움, 설사, 근육경련 등이다.

정답 ④

해설 크레아틴은 심장근육에서 ATP를 제공하고 근초(sarcolemma)를 안정시키고, 산화 손상으로부터 근육을 보호하는 기능을 통해 심부전 환자에게 도움을 주는 것으로 밝혀졌다.

## 50. 콩 추출 이소플라본

## 01

콩 추출 이소플라본에 대한 설명으로 틀린 것은?

① 콩은 단백질 및 기타 필수 영양소가 풍부한 식품으로서 Genistein(4′, 5, 7-trihydroxyisoflavone), Daidzein(4′, 7-dihydroxyisoflavone) 및 Glycitein(4′, 7-dihydroxy - 6-methoxyisoflavone) 등의 이소플라본들을 상당량 함유하고 있다.

② 콩 추출 이소플라본은 안면홍조, 고콜레스테롤 혈증, 고혈압, 골관절염, 골다공증 및 심혈관 질환의 치료 목적으로 복용한다.

③ 주기적으로 나타나는 유방통, 월경전증후군, 제2형 당뇨병 및 합병증, 대사증후군 등을 치료하기

위해 사용된다.

④ 이소플라본은 선택적 에스트로겐 수용체 조절인자 활성 및 비호르몬 효과를 모두 갖고 있다.

⑤ 여러 메타 분석결과에 의하면 콩이 폐경 후기 여성의 안면홍조증 같은 혈관운동(Vasomotor) 증상에 효과를 없는 것으로 나타났다.

정답 ⑤

해설 여러 메타 분석결과에 의하면 콩이 폐경 후기 여성의 안면홍조증 같은 혈관운동(Vasomotor) 증상에 효과를 보이는 것으로 나타났다.

## 02

콩 추출 이소플라본에 대한 설명으로 틀린 것은?

① 콩은 폐경 후기 여성의 혈압과 LDL-C 수치를 감소시키고 건강한 성인의 총콜레스테롤과 LDL-C 수치를 감소시키는데 효과가 있는 것으로 나타났다.

② 몇몇 인구조사 결과 콩 섭취량이 높은 식단을 섭취할 경우, 섭취량이 낮은 식단에 비해서 유방암 발병률이 14~26% 정도 높은 것으로 나타났다.

③ 콩의 주성분은 식물성 에스트로겐으로 알려진 이소플라본과 리그난 및 베타시토스테롤, 캄페스테롤과 같은 피토스테롤 종류이다. 콩은 이소플라본을 가장 많이 함유하고 있는 식품으로서 주요 이소플라본으로는 Genistein과 Daidzein 성분이 비활성화 된 Conjugated 형태로 존재한다.

④ 위장관 내에서 이 성분들은 Beta-glucosidases에 의해 가수 분해되어 이소플라본 아글리콘 형태로 변한다. Daidzein 성분의 경우 장내 세균에 의해 대사되어 에스트로겐성 물질인 Equol로 대사된다.

⑤ 콩은 에스트로겐과 비슷하게 요추 뼈 밀도에 가장 효과적인 것으로 나타났으며 폐경 후기 여성에게서 뼈 생성의 마커인 혈중 Osteocalcin의 농도를 높이는 것으로 나타났다.

정답 ②

해설 몇몇 인구조사 결과 콩 섭취량이 높은 식단을 섭취할 경우, 섭취량이 낮은 식단에 비해서 유방암 발병률이 14~26% 정도 낮은 것으로 나타났다.

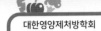 

## 03

콩 추출 이소플라본에 대한 설명으로 틀린 것은?

① 이소플라본은 자유라디칼 제거 및 COX 억제를 통해 LDL 산화 억제에 영향을 끼쳐 간세포가 LDL과 VLDL을 제거하는데 도움을 준다. 또한 Genistein은 LDL 산화를 예방하는 동시에 이미 산화된 LDL로부터 혈관내피세포가 손상되는 것을 보호한다.

② 콩에 함유된 식물성 에스트로겐은 비선택적 에스트로겐 수용체 조절제로서 작용하는 것으로 나타났다.

③ 정상적인 에스트로겐 수치를 갖고 있는 젊은 여성들의 경우 콩에 함유된 이소플라본이 Endogenous한 에스트로겐과 수용체 결합을 대신하여 항에스트로겐 효과를 보이는 것으로 나타났다.

④ 콩을 주로 섭취하는 젊은 여성은 생리주기 가운데 혈중 Estradiol 순환 농도가 줄어드는 것으로 나타났으며, Endogenous 에스트로겐 농도가 낮은 폐경 후기 여성의 경우 콩의 이소플라본이 약한 에스트로겐 작용을 하는 것으로 나타났다.

⑤ 콩의 에스트로겐 작용이 안면홍조 같은 갱년기 증상에 도움을 주는 것으로 나타났다.

정답 ②

해설 콩에 함유된 식물성 에스트로겐은 선택적 에스트로겐 수용체 조절제로서 작용하는 것으로 나타났다.

## 04

콩 추출 이소플라본에 대한 설명으로 틀린 것은?

① 혈당강하제 - 콩은 혈당을 저하시킬 가능성이 있으므로 이들과 병용 시 주의한다.

② 혈압강하제 - 콩은 혈압을 저하시킬 가능성이 있으므로 이들과 병용 시 주의한다.

③ 모노아민산화효소억제제(MAOIs) - 두부나 간장 등 발효과정을 거친 식품은 혈압조절 역할을 하는 tyramine을 함유하고 있다. 이들과 병용 시 고혈압 위험이 감소한다.

④ 부작용은 포만감, 알레르기 반응

⑤ 섭취 가능한 음식 (생, 구운, 볶은) 콩, 두유, 두부, 콩가루

정답 ③

해설 모노아민산화효소억제제(MAOIs) - 두부나 간장 등 발효과정을 거친 식품은 혈압조절 역할을 하는 tyramine을 함유하고 있다. 이들과 병용 시 고혈압 위험이 증가한다.

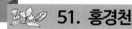 **51. 홍경천**

## 01

홍경천에 대한 설명으로 틀린 것은?

① 홍경천은 스트레스로 인한 피로를 줄여 육체적 정신적 능력을 향상시킬 수 있으며 피로와 우울증을 개선하는 것으로 알려져 있다.

② In-vitro 연구에서는 홍경천의 Salidroside 성분이 신경보호 및 항암효과를 보였다.

③ 동물 연구 자료에서 홍경천이 인지기능 향상에 도움을 주는 것으로 나타났고, 소규모 예비연구결과에 의하면 홍경천이 피로도 개선에 도움을 주고, 범불안장애(GAD)와 경증부터 중증도 우울증의 증상을 호전시키며, 스트레스 증상을 완화시키는 것으로 나타났다.

④ Salidroside, Rhodioloside 또는 Rhodosine이 홍경천의 각성 효과나 항우울 효과를 나타내는 성분으로 보인다. 홍경천은 갈산, 카페익산, 카테킨 및 프로안토시아니딘과 같은 폴리페놀도 함유하는 것으로 나타났으며 홍경천 수확 시기에 따라서 안에 함유된 주성분의 양이 달라지는 것으로 나타났다.

⑤ 동물실험 결과, 홍경천은 도파민, 세로토닌 및 노르에피네프린의 순환을 조절하는 기전으로 기분 개선 효과를 보이지 못했다.

정답) ⑤

해설 동물 실험결과, 홍경천은 도파민, 세로토닌 및 노르에피네프린의 순환을 조절하는 기전으로 기분개선 효과가 보인다.

## 02

홍경천에 대한 설명으로 틀린 것은?

① 항우울제 처방약을 복용하는 환자의 경우 홍경천과 병용 시 빈맥 증상을 보이는 것으로 보고되었다. 항우울제 복용 시 홍경천 병용을 주의해야 한다.

② 부작용 - 현기증, 구강건조증

③ 항우울제와 병용 시 홍경천의 MAOI 작용에 의해 세로토닌 증후군의 위험이 감소할 수 있다.

④ 항우울제(Escitalopram) 복용 환자가 홍경천과 병용 후 심각한 빈맥 증상을 호소해 응급실에 실려 간 사례가 보고되었다.

⑤ 사용 목적은 우울증, 불안증, 스트레스 등이다.

정답 ③

해설 항우울제와 병용 시 홍경천의 MAOI 작용에 의해 세로토닌 증후군의 위험이 증가할 수 있다.

## 52. 미국 인삼

### 01

미국 인삼에 대한 설명으로 틀린 것은?

① 미국 인삼(American ginseng)은 아시아 인삼(Panax ginseng)과 자주 혼동되나 서로 다른 효능을 갖고 있으므로 혼동하면 안 된다.
② 미국 인삼은 운동능력 향상, 스태미나 개선, 당뇨병, 급성 기관지염(감기, 독감 증상) 및 암의 예방과 치료를 목적으로 사용된다.
③ 사포닌 배당체(Saponin glycoside)로 알려진 진세노사이드 또는 파낙소사이드가 인삼의 주성분이며, 진세노사이드는 중추신경계 자극 및 억제 효과를 발휘한다.
④ 체액 및 세포 면역력을 향상시키고, 항암 효과와 심혈관계에 이로운 작용을 한다.
⑤ 미국 인삼은 당뇨병 환자에게서 식후 및 공복 시 혈당수치를 감소시켜 포도당 조절을 향상시킬 수 있으나 장기간 사용하여도 안전하다는 결과는 없다.

정답 ⑤

해설 미국 인삼은 당뇨병 환자에게서 식후 및 공복 시 혈당수치를 감소시켜 포도당 조절을 향상시킬 수 있으며 장기간 사용하여도 안전하다는 결과도 있다.

### 02

미국 인삼에 대한 설명으로 틀린 것은?

① 감기의 중증도 및 감염 빈도수를 낮추고, 청년 및 중년층뿐만 아니라 정신분열증 환자에게서 작업 기억 능력을 향상시키는 것으로 나타났다.
② 한 임상연구에서는 미국 인삼 복용이 유산소 운동 시 크레아틴 분해 효소 생성을 감소시켜 근육

손상을 감소시키는 것으로 나타났지만, 이 결과가 운동능력 향상과의 연관성은 없는 것으로 나타났다.

③ 미국 인삼은 진세노사이드라고 불리는 Triterpenoid saponin을 함유하고 있으며, 6가지 진세노사이드(Rb1, Rb2, Rc, Rd, Re 및 Rg1)를 가장 적게 함유하고 있다.

④ 미국 인삼은 Rb1, Re, Rc, Rd의 함량이 다른 인삼에 비해 더욱 풍부하고, Rb2와 Rg1은 덜 함유하고 있다.

⑤ 아직까지 정확한 기전은 알려지지 않았으나, 진세노사이드 성분이 인슐린 감수성 개선 및 인슐린 분비를 직접적으로 자극하는 기전을 통해서 혈당수치 조절에 관여하는 것으로 나타났다.

정답 ③

해설 미국 인삼은 진세노사이드라고 불리는 Triterpenoid saponin을 함유하고 있으며, 6가지 진세노이드(Rb1, Rb2, Rc, Rd, Re 및 Rg1)를 가장 많이 함유하고 있다.

## 03

미국 인삼에 대한 설명으로 틀린 것은?

① 진세노사이드는 Rb1, Rb2, Rc와 Rd 같은 Protopanaxadiol(PPD)과 Rg1, Re 및 Rf 같은 Protopanaxatriol(PPT)로 더욱 세분화되는데 이 중 PPD의 비율이 PPT보다 높으면 혈당수치 감소에 더욱 효과적인 것으로 나타났다.

② 미국 인삼은 한국 인삼에 비해 PPD:PPT 비율이 상대적으로 높은 것으로 나타났으며, 이로 인해 한국 인삼보다 혈당 감소 효과가 더욱 높은 것으로 나타났다.

③ 미국 인삼은 유방암 세포의 성장을 자극할 수 없는 것으로 나타났다.

④ 부작용 - 저혈당, 질출혈

⑤ 와파린(Warfarin) - 미국 인삼은 와파린과 병용 시 길항작용을 통해 와파린의 효능을 감소시키는 것으로 나타났다. PT, PTT, INR 및 혈당수치가 감소할 수 있다.

정답 ③

해설 미국 인삼은 유방암 세포의 성장을 자극하는 것으로 나타났다.

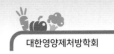 

 **53. 한국 인삼**

## 01
한국 인삼에 대한 설명으로 틀린 것은?

① 인삼(Panax ginseng)은 동아시아와 러시아에서 재배되는 약초로서 전통 의학에서 자양강장제로 널리 사용되었다.
② 인삼은 운동 능력 및 체력 향상, 당뇨병, 암, HIV/AIDS, 인지 기능 향상, 성 기능 향상, 면역력 증진, 감기와 독감 등 여러 질병을 치료하기 위해 복용된다.
③ 인삼의 사포닌 배당체인 진세노사이드가 인삼의 약리적 효능에 주된 역할을 하는 것으로 생각된다.
④ 미국 인삼과 마찬가지로 진세노사이드는 중추신경계에 자극 및 억제 효과를 발휘하며, 체액 및 세포 면역력을 향상시키고, 항암 효과와 심혈관계에 이로운 작용을 한다.
⑤ 인삼은 제1형 당뇨병 환자의 인슐린 저항성을 감소시키고 인슐린 또는 혈당강하제와 병용 시 혈당강하 효과를 향상시켜주는 것으로 나타났다.

정답 ⑤

해설 인삼은 제2형 당뇨병 환자의 인슐린 저항성을 감소시키고, 인슐린 또는 혈당강하제와 병용 시 혈당강하 효과를 향상시켜주는 것으로 나타났다.

## 02
한국 인삼에 대한 설명으로 틀린 것은?

① 인삼은 은행잎과 병용 시 기억력 개선에 효과적인 것으로 나타났다. 또한 면역 기능을 강화한다.
② 고혈압 환자의 혈압을 낮춰주는 효과는 없다.
③ 갱년기 증상을 완화하고 폐경 후기 여성의 심혈관 건강에 긍정적인 영향을 주는 것으로 보이며 발기부전에도 효과를 보이는 것으로 나타났다.
④ 한 임상 연구 결과 인삼이 특발성 만성피로 개선에 도움을 주는 것으로 나타났다.
⑤ 인삼은 에스트로겐 효과가 있는 것으로 나타났으므로, 호르몬에 민감한 암을 가진 환자는 복용 시 의사와 상담해야 한다.

**정답 ②**

해설 고혈압 환자의 혈압을 낮춰주는 효과가 있다.

## 03

한국 인삼에 대한 설명으로 틀린 것은?

① 미국 인삼과 마찬가지로 진세노사이드가 한국 인삼의 주성분으로 사료된다. 진세노사이드 Rb1 성분은 베타아밀로이드의 기능을 최소화시켜 기억력 개선을 유발한다고 제안되어 왔으나 Rb1이 베타아밀로이드 유발 세포사 예방에는 효과가 없었다.

② 여러 동물실험 결과 진세노사이드 복용은 해마 내 Plasticity-related proteins의 발현을 증가시키고 염증 신호 체계를 감소시키는 작용으로 기억력 기능장애를 예방하는 것으로 보인다.

③ 진세노사이드는 Nerve growth factor와 Brain-derived neurotrophic factor를 강화시키고 tau 단백질의 Hyperphosphorylation을 억제시키는 것으로 보이며, 인체적용시험에서 인삼이 알츠하이머병 환자의 인지기능에 도움을 주는 것으로 나타났다.

④ 동물실험 및 인체적용시험 결과 한국 인삼의 피로개선 효과는 항산화 작용을 통해서 나타나는 것으로 보인다. 한국 인삼은 혈중 ROS 농도를 감소시키고 항산화 상태를 증가시키는 것으로 나타났다.

⑤ 한국 인삼은 국소 적용 시 음경의 진동 임계점을 증가시키고 음경의 유발전위 진폭을 감소시키는 기전으로 발기부전에 도움을 주는 것으로 생각된다. 동물 및 인체적용시험에서 인삼이 정자 수 증가에 도움을 주지 못하나 인체적용시험 결과 진세노사이드 성분이 성욕과 발기기능을 향상시키는 것으로 나타났다.

**정답 ⑤**

해설 한국 인삼은 국소 적용 시 음경의 진동 임계점을 증가시키고 음경의 유발전위 진폭을 감소시키는 기전으로 발기부전에 도움을 주는 것으로 생각된다. 동물 및 인체적용시험에서 인삼이 정자 수 증가에 도움을 주며, 인체적용시험 결과 진세노사이드 성분이 성욕과 발기기능을 향상시키는 것으로 나타났다.

## 04

한국 인삼에 대한 설명으로 틀린 것은?

① 토끼의 음경해면체 조직을 사용한 In-vitro 실험에서 진세노사이드가 NO의 방출을 증가시키고 민무늬근육의 이완을 일으키는 것으로 나타났다.

② 부작용 - 구강 건조증, 빈맥, 구역, 구토, 설사, 불면증, 신경과민

③ 혈당강하제 - 한국 인삼은 인슐린과 설포닐유레아의 저혈당 효과를 증가시킨다.

④ 와파린(Warfarin) - 한국 인삼은 와파린과 병용 시 길항작용을 통해 와파린의 효능을 증가시키는 것으로 나타났다.

⑤ 모노아민산화효소억제제(MAOIs) - 한국 인삼은 MAOI와 병용 시 조울증 증상을 유발할 수 있다.

정답 ④

해설 와파린(warfarin) - 한국 인삼은 와파린과 병용 시 길항작용을 통해 와파린의 효능을 감소시키는 것으로 나타났다.

## 54. 은행잎

## 01

은행잎에 대한 설명으로 틀린 것은?

① 은행나무의 씨앗과 잎은 호흡기 질환, 순환기 질환, 성기능 장애 및 난청을 치료하기 위해 오래전부터 사용되어 왔다.

② 은행잎은 기억력 개선을 목적으로 주로 판매된다. 하지만 대규모 임상 연구(GEM)를 포함해서 여러 임상 연구 결과 은행잎이 알츠하이머병이나 치매를 예방하지 못하는 것으로 나타났다.

③ 체계적 문헌 고찰 결과 정상 또는 경도의 인지장애가 있는 성인에게서 은행잎의 효과에 대한 증거가 충분하지 않다는 결론이 나왔다.

④ 몇몇 연구와 메타 분석 결과 은행잎과 인삼을 병용했을 때 기억력 상승효과가 있는 것으로 나타났다. 2건의 임상시험 결과 은행잎이 급성 허혈성 뇌졸중 환자에게 효과가 있는 것으로 나타났지만 고령환자를 대상으로 한 연구에서는 은행잎 환자군에서 오히려 발병률이 증가한 것으로 나왔다.

⑤ 대규모 임상연구(GEM) 결과 은행잎이 심혈관 질환의 발병률이나 사망률에 아무런 이익이 없는 것으로 나타났으며, 몇몇 연구 사례들을 살펴보면 은행잎이 이명에 효과가 있다는 결과가 존재한다.

**정답** ⑤

**해설** 대규모 임상연구(GEM) 결과 은행잎이 심혈관 질환의 발병률이나 사망률에 아무런 이익이 없는 것으로 나타났으며, 몇몇 연구 사례들을 살펴보면 은행잎이 이명에 효과가 없다는 결과가 존재한다.

## 02

은행잎에 대한 설명으로 틀린 것은?

① 예비 연구 사례들을 보면 은행잎이 난소암 위험을 감소시킬 수 있는 결과를 보였지만 아까 언급한 대규모 임상 연구(GEM)의 Secondary outcome data에서는 은행잎이 암의 발병 위험을 감소시켰다.
② 은행잎 추출물은 베타아밀로이드에 작용하는 기전으로 알츠하이머병에 도움을 주는 것으로 생각된다.
③ 은행잎은 혈액순환을 개선해 중추신경계 및 혈관의 상태를 개선하는 것으로 보인다.
④ 종합적으로 은행잎은 뇌혈류 및 말초혈류를 개선하고 혈관 투과성을 낮추는 것으로 보인다.
⑤ 은행잎은 약 역학적으로 혈소판 응집 억제 효과가 있는 것으로 나타났다. 대규모 임상 연구 결과 출혈의 위험이 보이진 않으나 더욱 자세한 기전에 밝혀지기 전까지는 주의하여 복용하거나 피하는 것이 좋다.

**정답** ①

**해설** 예비 연구 사례들을 보면 은행잎이 난소암의 위험을 감소시킬 수 있는 결과를 보였지만 아까 언급한 대규모 임상 연구(GEM)의 Secondary outcome data에서 은행잎이 암의 발병 위험을 감소시키지 못했다.

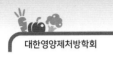

## 55. 실리마린

### 01

실리마린에 대한 설명으로 틀린 것은?

① 밀크시슬의 씨앗 또는 과일에서 추출되는 Flavonolignan인 실리마린(Silymarin)은 주로 간질환을 관리하는 목적으로 복용한다.

② In-vitro 및 동물실험에서 밀크시슬의 Flavonoid는 항산화, 항염증 및 항지질 작용을 하는 것으로 나타났다.

③ 임상 연구 결과, 실리마린이 제1형 당뇨병에 효과적인 것으로 나타났다.

④ 무작위배정 위약대조 임상시험에서 실리마린이 알코올성 간질환이나 간경병증 또는 비 알코올성 지방간염과 관련된 간 섬유화를 개선하는 것으로 나타났다.

⑤ 만성 C형 간염 환자의 경우 대규모 다기관 위약대조 임상시험에서 실리마린은 혈중 ALT 수치를 유의미하게 감소시키지 못했으며 실리마린이 간 섬유화에서 간경변으로 진행을 감소시켰지만 임상결과에 미치는 영향은 관찰되지 않았다.

정답) ③

해설 임상 연구 결과, 실리마린이 제2형 당뇨병에 효과적인 것으로 나타났다.

### 02

실리마린에 대한 설명으로 틀린 것은?

① 사용 목적 간질환(간경변, 약물유발 간독성, 간염, 비 알코올성 지방간)

② Silybin 또는 Silibinin 성분이 실리마린의 가장 활성도가 높은 성분으로 알려져 있고, Silibinin은 TNF-$\alpha$와 IL-1$\beta$의 생성을 NF-$\kappa$B의 Down-modulation을 통해서 감소시킨다.

③ 실리마린은 또한 Prostaglandin과 Leukotriene의 합성을 감소시키고 COX-1 활성을 억제시킨다.

④ 콜라겐 같은 세포 외 기질(Extracellular matrix) 단백질의 합성을 감소시켜 간세포를 보호하는 것으로 보인다. 또한 Silymarin은 적혈구 및 백혈구에서 SOD 수치를 증가시키는 것으로 나타났고, 간세포막을 변형시키고 안정화시켜 독성물질이 침투하는 것을 막아주는 것으로 나타났다.

⑤ Silymarin과 Silibinin은 간 및 장내에서 Glucuronides를 가수분해시켜 독성 대사물질을 생성하는 β-glucuronidase를 억제시킨다.

정답 ③

해설 실리마린은 또한 Prostaglandin과 Leukotriene의 합성을 감소시키고 COX-2 활성을 억제시킨다.

## 56. 녹차추출물

## 01

녹차추출물에 대한 설명으로 틀린 것은?

① 녹차는 아시아 원산 식물의 발효되지 않은 잎에서 추출되며, 추출물은 혈당, 콜레스테롤, 혈압, 체중 감소, 인지 기능, 암 예방 및 치료를 위해 주로 사용된다.
② 활성 성분으로는 폴리페놀인 EGCG, 카테킨, 카페인 및 테아닌이 있다.
③ 녹차를 섭취하면 고혈압 및 심혈관 질환의 위험이 감소한다.
④ 테아플라빈 성분이 많이 함유된 제품은 LDL-C 수치를 감소시킨다.
⑤ 녹차는 우울증 감소와는 관련이 없다.

정답 ⑤

해설 녹차는 우울증 감소와 관련이 있다.

## 02

녹차추출물에 대한 설명으로 틀린 것은?

① 녹차추출물을 국소적으로 사용 시 사마귀를 억제하는데 효과적으로 나타났으며, 이런 추출물 중 하나인 Sinecathechins 성분은 음부 사마귀 치료제로 FDA 승인을 받았다.
② 중년 여성을 대상으로 한 예비연구 결과에서는 녹차추출물을 경구 및 국소제제 형태로 병용 시 피부탄력 개선에 효과가 있는 것으로 보고되었으며, 다른 예비연구 자료에서는 녹차를 우려 마신 그룹이 대조군에 비해 피부 탄력, 보습, 거칠기가 완화되는 것으로 나타났다.
③ 여러 In-vivo 실험 결과 녹차추출물이 혈관신생성을 억제하고 암 예방 효과를 보이는 것으로

보고되었다.

④ 예비연구에서는 경구 전암성 병변, 간암 또는 대장암 고위험군에서 녹차추출물이 암 예방 기능을 하는 것으로 나타났다.

⑤ 녹차를 음용하는 여성들은 자궁내막암, 난소암의 발병률이 증가하는 것으로 나타났다.

 정답) ⑤

해설 녹차를 음용하는 여성들은 자궁내막암, 난소암의 발병률이 감소하는 것으로 나타났다.

## 03

녹차추출물에 대한 설명으로 틀린 것은?

① 폴리페놀인 EGCG 성분이 유방암 환자의 방사선요법 유발성 피부염에 효과적이지 않은 것으로 나타났다.

② EGCG 경구 제제는 폐암 환자의 급성 방사선 유발 식도염에 효과적인 것으로 나타났다.

③ 녹차는 HDL을 증가시키고, LDL과 중성지방을 낮추며, 혈소판 응집을 차단시켜 심혈관계에 보호 작용을 하는 것으로 보인다. 녹차에 함유된 타닌 성분은 항박테리아 성질이 있고, 항우울제 효과를 보이는 것으로 생각되며, 플라보노이드 성분은 지방단백질 산화를 감소시킨다.

④ 녹차의 혈압조절 작용 기전은 EGCG를 통해 매개되는 것으로 생각된다. EGCG는 Endothelial NO synthase를 활성시켜 내피세포에서 NO 생산을 유발해 혈관 확장을 유도한다.

⑤ In-vitro 실험에서 EGCG는 tau 단백질의 응집을 억제시키는 기전으로 뇌세포에 독성을 감소시키는 것으로 나타났다.

 정답) ①

해설 폴리페놀인 EGCG 성분이 유방암 환자의 방사선요법 유발성 피부염에 효과적인 것으로 나타났다.

## 04

녹차추출물에 대한 설명으로 틀린 것은?

① 녹차의 항암효과는 폴리페놀 성분에 의해서 작용하는 것으로 생각된다. EGCG 성분은 혈관신생성을 억제하고 세포자멸을 유도하는 기전으로 암 예방 효능을 보이는 것으로 나타났으며, EGCG는 또한 세포분열에 필요한 Cell-to-cell adhesion 또는 Intracellular communication pathway 기능을 방해하여 DNA 생성과 세포복제를 차단한다.

② 인간 대장암 세포주 실험에서는 EGCG가 Topoisomerase I을 선택적으로 억제시키는 것으로 나타났고, 백혈병 세포주에서는 DNA 복제를 차단하는 것으로 나타났으며, VEGF 단백질을 조절하여 백혈병 세포의 세포자멸을 유도했다.

③ 녹차의 폴리페놀은 항산화 효과를 통해 자외선으로부터 피부손상과 암을 예방하는 데 도움을 주는 것으로 생각된다.

④ 녹차에 함유한 카페인 성분의 과다 섭취의 위험이 있으므로 임산부나 모유 수유 중인 경우 주의해서 음용해야 한다.

⑤ 위궤양 환자의 경우 녹차가 위산 생성을 억제시킬 수 있으므로 가급적이면 음용을 피한다.

정답 ⑤

해설 위궤양 환자의 경우 녹차가 위산생성을 촉진시킬 수 있으므로 가급적이면 음용을 피한다.

## 05

녹차추출물에 대한 설명으로 틀린 것은?

① 녹차는 대부분 안전하다고 여겨진다. 카페인이 함유된 제품을 복용하면, 두통, 불안감, 수면장애, 부정맥, 고혈압 등 카페인 관련 부작용이 나타난다.

② 국소제제의 경우 피부염, 가려움증, 소양감 등의 부작용이 나타난다.

③ 고함량 EGCG 제품의 경우 드물게 간독성을 유발할 수 있다.

④ 녹차에 함유된 타닌 성분은 철의 생체이용률을 감소시키므로 병용을 피하고 2~4시간 정도 간격을 두어 따로 복용한다.

⑤ 쥐 모델에서 녹차와 병용 시 아세트아미노펜 유발 간독성이 감소하는 것으로 나타났다.

정답 ⑤

해설 쥐 모델에서 녹차와 병용 시 아세트아미노펜 유발 간독성이 증가하는 것으로 나타났다.

 **57. 글루코만난**

## 01

글루코만난에 대한 설명으로 틀린 것은?

① 글루코만난은 수용성 식이섬유로 여러 식물에서 추출이 가능하지만 주로 곤약(konjac plant)에서 추출한다.

② 다른 식이섬유와 비교했을 때 곤약은 분자량이 가장 크고 점성도 가장 강력하며 무게에 100배에 달하는 수분을 흡수할 수 있다.

③ 곤약은 주로 변비, 당뇨병, 비만, 고콜레스테롤 혈증, 고혈압, 위장관 기능장애 등에 사용된다.

④ 글루코만난은 성인 변비 치료를 목적으로 가장 많은 연구가 진행되었다. 글루코만난은 흡수가 안 되는 식이섬유로서 팽창성 완하제로 작용해 변비에 도움을 준다.

⑤ 글루코만난 경구 복용 시 제1형 당뇨병 환자의 혈중 콜레스테롤과 혈당수치를 감소시키는 것으로 보인다.

정답 ⑤

해설 글루코만난 경구 복용 시 제2형 당뇨병 환자의 혈중 콜레스테롤과 혈당수치를 감소시키는 것으로 보인다.

## 02

글루코만난에 대한 설명으로 틀린 것은?

① 몇몇 예비연구 결과들을 토대로 글루코만난은 비만 또는 과체중 어린이와 성인의 체중 감소에 도움을 줄 수 있는 것으로 보인다.

② 글루코만난은 Gastric emptying 속도를 촉진시켜 포도당 흡수를 늦추고, 포만감을 주는 것으로 나타났다. 글루코만난은 또한 수용성 식이섬유로서 탄수화물의 흡수를 저하시키는 것으로 나타났다.

③ 글루코만난은 흡수 불가능한 식이섬유로 장 내에서 수분을 흡수하여 팽창해 변을 유도하는 팽창성 완하제로 변비에 도움을 준다. 글루코만난은 변으로 배출되는 콜레스테롤과 담즙산의 양을

개선해 고콜레스테롤 혈증에 도움을 주는 것으로 나타났다.

④ 부작용 - 복부팽만감, 장내가스, 복통, 구역감, 설사

⑤ 혈당강하제 - 혈당강하제와 병용 시 혈당수치 감소에 상가적인 효과를 보일 수 있다.

정답 ②

해설 글루코만난은 Gastric emptying 속도를 지연시켜 포도당 흡수를 늦추고 포만감을 주는 것으로 나타났다. 글루코만난은 또한 수용성 식이섬유로서 탄수화물의 흡수를 저하시키는 것으로 나타났다.

## 58. 만노스

### 01

만노스에 대한 설명으로 틀린 것은?

① 만노스는 단당류로서 여러 과일에서 발견되며 단백질의 당화가 일어나는 체내 몇몇 세포에서 자연적으로 생성된다.

② 만노스는 요로감염 및 선천성 대사 이상 질환인 선천성 당화부전(CDG syndrome) 치료에 사용된다.

③ 다른 예비연구에서는 재발성 요로감염의 위험을 87% 가량 감소시키고 요로감염 증상의 시작을 15일 정도 지연시켜 주는 것으로 나타났다.

④ 예비연구 결과들을 보면 만노스는 E.coli가 요로에 부착되는 것을 촉진하는 기전을 통해 요로감염을 예방하는 것으로 제안되고 있다.

⑤ 부작용 - 설사, 복부팽만감, (고함량의 경우)신독성

정답 ④

해설 예비연구 결과들을 보면 만노스는 E.Coli가 요로에 부착되는 것을 저해하는 기전을 통해서 요로감염을 예방하는 것으로 제안되고 있다.

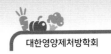

## 59. 5-HTP

## 01

5- Hydroxytryptophan(5-HT)에 대한 설명으로 틀린 것은?

① 5-Hydroxytryptophan(5-HTP)는 신경전달물질인 세로토닌과 멜라토닌의 생합성에 필요한 주요 중간체로서 아미노산인 L-tryptophan의 수산화를 통해 생성된다.

② 5-HTP는 주로 수면보조제로 판매되며 기분을 개선하고 식욕을 촉진하는데 도움을 주는 것으로 보인다.

③ 아프리카 관목인 Griffonia simplicifolia의 씨앗이 5-HTP의 함유량이 높아 주요 공급원으로 사용된다.

④ 5-HTP는 동물실험에서 항불안증 및 항이상운동 효과가 입증되었다.

⑤ 세로토닌 수치를 회복시키거나 과도한 경우 세로토닌 증후군을 유발하는 것으로 나타났다.

 정답) ②

해설 5-HTP는 주로 수면보조제로 판매되며, 기분을 개선하고 식욕을 억제하는데 도움을 주는 것으로 보인다.

## 02

5-Hydroxytryptophan에 대한 설명으로 틀린 것은?

① 몇몇 연구들은 5-HTP가 불안감을 감소시킬 수 있다고 제안했으며, 다른 연구들에서는 5-HTP가 치료 저항성 우울증에는 효과가 없지만 일반적인 우울증에는 도움을 주는 것으로 보고됐다.

② 최근에는 5-HTP가 플루옥세틴과 비교할만한 수준으로 항우울 효과가 있는 것으로 나타났으며, 기존 항우울제와 병용하여 치료 저항성 우울증에도 도움을 줄 가능성이 있다고 제시되었다.

③ 5-HTP는 비만 치료에도 도움이 되는 것으로 밝혀졌는데, 예비 임상 연구 결과 5-HTP가 조기 포만감을 증가시키고 음식 섭취량을 감소시키며 체중감소에 도움을 주는 것으로 나타났다.

④ 더욱 최근에는 5-HTP 스프레이가 과체중 폐경 후기 여성의 식욕 조절 개선에 도움을 준다고 발표된 바 있다.

⑤ 예비연구들로는 섬유근육통 환자에게는 도움을 주지 못한다.

정답 ⑤

해설 예비연구들로는 섬유근육통 환자에게 도움을 준다.


## 03

5- Hydroxytryptophan(5-HT)에 대한 설명으로 틀린 것은?

① 만성 긴장성 두통환자들의 진통제 사용량 감소에 도움을 준다.
② 어린아이의 경우 편두통 예방에는 효과가 없지만 야경증에는 도움을 주는 것으로 나타났다.
③ 갱년기 증상 또는 지연성 운동장애(Tardive dyskinesia) 증상 완화에 효과가 있다.
④ 사용 목적 - 우울증, 불안감, 스트레스, 비만, 불면증, 섬유근육통
⑤ 섭취 가능한 음식으로는 (L-Tryptophan 함유) 가금류, 호박 씨앗, 시금치, 우유, 바나나

정답 ③

해설 갱년기 증상 또는 지연성 운동장애(Tardive dyskinesia) 증상 완화에 효과가 없다.


## 04

5-Hydroxytryptophan에 대한 설명으로 틀린 것은?

① 항우울제(SSRIs, MAOIs, Tricyclic antidepressant) - 이들과 병용 시 세로토닌 증후군의 위험이 감소한다.
② Linezolid, locaserin - 병용 시 세로토닌 증후군의 위험이 증가한다.
③ Carbidopa - 병용 시 세로토닌 증후군의 위험이 증가한다.
④ Tramadol, meperidine, pentazocine - 병용 시 세로토닌 증후군의 위험이 증가한다.
⑤ 중추신경억제제제(Barbiturates, benzodiazepines 등) - 병용 시 졸음이 몰려올 위험이 증가한다.

정답 ①

해설 항우울제(SSRIs,MAOIs,Tricyclic antidepressant) - 이들과 병용 시 세로토닌 증후군의 위험이 증가한다.

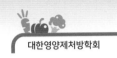

## 60. SAM-e 아데노실메티오닌

### 01

아데노실메티오닌에 대한 설명으로 틀린 것은?

① 골관절염에 대한 SAM-e의 효능은 여러 임상 연구 결과들을 통해서 SAM-e가 위약대비 더 우수하게 작용하고, 셀레콕십과 같은 COX-1 inhibitor를 포함한 NSAIDs와 비교 가능할 정도로 증상완화에 도움을 주는 것으로 나타났다.

② SAM-e는 NSAIDs와 비교했을 때 효능은 비슷하지만 부작용은 더 적게 나타났다. 하지만 SAM-e의 경우, 15일 정도 복용 후 효과를 보이는 NSAIDs와 비교해서 30일 정도로 더욱 장기적으로 복용해야 증상 완화가 나타났다.

③ 낮은 정도의 증거 수준으로 SAM-e 단독요법이 TCA나 Escitalopram과 비슷하게 항우울 효과를 보인다고 발표되었다.

④ SAM-e는 간에서 글루타치온의 축적을 돕고 간 손상을 완화시키는 것으로 알려졌으며, 일부 만성 간질환 환자를 대상으로 한 임상시험에서 SAM-e의 효과가 입증되었다.

⑤ 만성 C형 간염 환자에게 peg-IFN $\alpha$와 Ribavirin을 주입하고 SAM-e를 병용시키면 항바이러스 반응이 향상되는 것으로 나타났다.

정답 ①

해설 골관절염에 대한 SAM-e의 효능은 여러 임상 연구 결과들을 통해서 SAM-e가 위약대비 더 우수하게 작용하고 셀레콕십과 같은 COX-2 inhibitor를 포함한 NASIDs와 비교 가능할 정도로 증상완화에 도움을 주는 것으로 나타났다.

### 02

SAM-e 아데노실메티오닌에 대한 설명으로 틀린 것은?

① S-Adenosylmethionine(SAM-e)는 GTP와 Methionine으로부터 체내에서 합성된다. SAM-e는 메틸기 운반책으로서 체내 여러 반응에 작용한다.

② 세로토닌과 노르에피네프린 같은 Monoamine 신경전달물질 생성을 비롯해 호르몬, 핵산, 단백질 등 여러 물질의 생성과 활성화 및 대사작용에 관여한다.

③ SAM-e는 우울증, 불안증, 골관절염, 만성 간질환, 알츠하이머병 등 여러 질환의 치료 목적으로 사용된다.

④ 전 임상자료들에 의하면 SAM-e는 항우울제, 신경보호제, 항염증제 및 연골보호 효과를 나타내는 것으로 보인다.

⑤ 또한 SAM-e 수치가 고갈되면 간 손상이 더욱 심해지는 것으로 나타났고, 이때 SAM-e를 적절히 보충하면 간 보호 효과를 볼 수 있는 것으로 나타났다.

**정답** ①

**해설** S-Adenosylmethionine(SAM-e)는 ATP와 Methionine으로부터 체내에서 합성된다. SAM-e는 메틸기 운반책으로 체내 여러 반응에 작용한다.


# 03

SAM-e 아데노실메티오닌에 대한 설명으로 틀린 것은?

① 간경변 환자의 수술 후에 SAM-e를 정맥주입할 경우 간 기능이 향상되는 것으로 나타났다.

② SSRIs, MAOIs, Tricyclic antidepressants 또는 기타 세로토닌성 약물과 병용 시 세로토닌 증후군의 위험이 증가하므로 병용을 피한다.

③ 성요한초, 5-HTP 같은 세로토닌 작용 영양제와 병용 시 세로토닌 증후군의 위험이 증가하므로 병용을 피한다.

④ SAM-e는 levodopa를 메틸화시켜 파킨슨병의 증상을 악화시킬 수 있다. 이론적으로 SAM-e가 levodopa의 효능을 감소시킬 수 있다.

⑤ Tramadol, meperidine, pentazocine - 병용 시 세로토닌 증후군의 위험이 감소한다.

**정답** ⑤

**해설** Tramadol, Meperidine, Pentazocine - 병용 시 세로토닌 증후군의 위험이 증가한다.

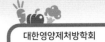

## 61. 카르니틴

### 01

카르니틴에 대한 설명으로 틀린 것은?

① 카르니틴은 체내에서 자연적으로 발견되는 아미노산 성분으로서 미토콘드리아 내에서 진행되는 베타산화작용에 필요한 긴 사슬 지방산(Long-chain fatty acids)을 Acyl-carnitine ester 형태로 변환시켜 미토콘드리아 내로 전달해주는 역할을 한다.
② 카르니틴은 주로 유제품과 고기를 통해서 섭취 가능하며 체내에서 Methionine과 Lysine으로부터 합성되기도 한다.
③ 대부분의 카르니틴은 골격근 및 심장근육에 저장되어 있으며 심장, 골격근, 간, 신경 및 내분비 기능에 영향을 줄 수 있다.
④ 카르니틴은 유전질환, 영양실조, 흡수장애 및 신장투석으로 인해 결핍될 수 있으며, 영양제로 복용 시 신체 활동을 향상시키고 피로, 심혈관 질환, 당뇨병, 비만, 만성피로증후군 등에 도움을 주는 것으로 알려져 있다.
⑤ 동물실험에서는 카르니틴이 심장보호 효과와 항산화 효과가 없는 것으로 나타났다.

 정답 ⑤

해설 동물실험에서는 카르니틴이 심장보호 효과와 항산화 효과가 있는 것으로 나타났다.

### 02

카르니틴에 대한 설명으로 틀린 것은?

① 카르니틴은 혈액 투석 환자의 심혈관 질환 예방에도 도움을 줄 수 있는 것으로 나타났으며, 카르니틴을 장기적으로 복용하면 심근기능 향상, 부정맥의 감소 및 지구력 증강에 관련이 있는 것으로 나타났다.
② 카르니틴 단독 복용 혹은 CoQ10과 병용 시 심부전증 환자의 증상을 완화시키고 운동 능력을 향상시켰다. 그리고 몇몇 예비 임상시험을 통해서 카르니틴이 조기 심실 수축으로 인한 부정맥 증상 완화에 도움을 주는 것으로 나타났다. 하지만 카르니틴은 급성심근경색 환자의 심부전증 위험 증가나 사망률에는 아무런 도움을 주지 못했다.

③ 카르니틴을 매일 2~4g씩 복용할 경우 갑상선항진증 증상들을 유의미하게 감소시키는 것으로 나타났고, 갑상선호르몬으로 인해 증가된 혈중 ALT, AST, GGT 및 Ferritin 농도를 감소시키는 것으로 나타났다.

④ 카르니틴은 NAFLD 환자나 NASH 환자에서도 ALT, AST, GGT 같은 간수치를 낮추는데 도움을 주고 염증 또한 완화시키는 것으로 나타났다.

⑤ 또한 카르니틴 단독요법 및 CoQ10과 병용요법이 항암치료에 의한 피로도 개선에는 효과가 없다는 보고도 있다.

**정답** ⑤

**해설** 또한 카르니틴 단독요법 또는 CoQ10과 병용요법이 항암치료에 의한 피로도 개선에 효과가 있다는 보고가 있다.

# 03

카르니틴에 대한 설명으로 틀린 것은?

① 카르니틴은 비 필수 아미노산으로서 체내에선 L-carnitine, Acetyl-L-carnitine, Propyonil-L-carnitine 및 다른 Acyl-carnitine ester 형태로 존재하며, L-이성질체 형태로만 사용된다.

② 카르니틴은 여러 식품에 함유되어 있으며, 영양제 형태보다는 음식으로 섭취했을 때 생체 이용률이 더 낮은 것으로 발견됐다.

③ 카르니틴은 긴 사슬 지방산을 미토콘드리아 내부로 이동시키는 역할을 하여 지방산 베타산화작용에 관여하며, 아세틸기로서 세포 내 에너지 저장소의 역할을 한다. 만약 결핍될 경우, 지방산이 미토콘드리아로 들어갈 수 없게 되어 에너지 생산이 급격히 저하되고 근육 약화 및 저혈당 증상이 나타난다. 또한 지방산이 간, 심장, 근육세포 내에 축적되어 독성을 유발한다.

④ 카르니틴은 미토콘드리아 내 산화 스트레스를 감소하고 미토콘드리아 기능 저하를 완화한다. 또한 카르니틴은 렛트 간세포 모델에서 항산화 작용을 통해 스타틴 약물로 유도된 세포독성으로부터 간세포들을 보호하는 효과를 보였다.

⑤ 갑상선항진증의 경우 카르니틴은 갑상선호르몬이 간세포, 신경세포 및 섬유아세포의 핵 내로 진입하는 것을 차단해 항진증 증상을 완화시키는 것으로 보인다.

**정답** ②

**해설** 카르니틴은 여러 식품에 함유되어 있으며 영양제 형태보다는 음식으로 섭취했을 때 생체이용률이 더 높은 것으로 발견됐다.

## 04

카르니틴에 대한 설명으로 틀린 것은?

① 섭취 가능한 음식 - 육류, 유제품, 콩, 아보카도

② 부작용 위장관 장애, 발작, (소변, 입냄새, 땀에서) 비린내 증가, 체취 증가 정맥주사의 경우 - 혈압 증가, 설사, 구역, 구토, 어지럼증, 두통

③ 레보티록신(Levothyroxine) - 이론적으로 카르니틴은 갑상선호르몬이 세포의 핵으로 진입하는 것을 차단하므로 갑상선호르몬 치료제의 효능을 감소시킬 수 있다.

④ 항응고제 - 병용 시 카르니틴의 항응고 작용으로 인해 출혈의 위험이 감소할 수 있다.

⑤ 사용 목적 - 카르니틴 결핍증, 발프로산 독성 심부전증, 부정맥 간기능 개선, 갑상선항진증 (Grave's disease), 만성 피로증후군 체중 감소

 ④

해설 항응고제 - 병용 시 카르니틴의 항응고 작용으로 출혈의 위험성이 증가할 수 있다.

## 62. 커큐민

## 01

커큐민에 대한 설명으로 틀린 것은?

① 강황은 간 기능 개선, 골관절염, 염증성 장질환, 우울증, 암 등 다양한 질환의 예방 및 치료를 위해 복용한다.

② 강황의 활성 성분은 Turmerone oil과 Curcuminoids이며, 주요 유효 성분은 커큐민(Curcumin)이다.

③ In-vitro 연구에서 커큐민은 약한 식물성 에스트로겐, 신경보호 작용, 담즙분비 촉진, 항염증, 항산화, 면역조절, 항우울 등의 효과를 갖는 것으로 밝혀졌다.

④ 6개의 임상시험을 메타 분석한 결과 커큐민과 항우울제를 병용하면 주요 우울장애 치료에 효과적일 수 있다는 결과가 제시되었다.

⑤ 한 임상연구에 의하면 커큐민과 Escitalopram을 병용하면 Escitalopram 단독요법보다 병의 차도가 더욱 느리게 나타났다.

정답) ⑤

해설 한 임상연구에 의하면 커큐민과 Escitalopram을 병용하면 Escitalopram 단독요법보다 병의 차도가 더욱 빠르게 나타났다.

## 02

커큐민에 대한 설명으로 틀린 것은?

① 역학 조사 결과, 카레 가루를 섭취하는 노인들에게서 인지 기능이 향상되는 것으로 나타났으나 알츠하이머병 환자에게 커큐민 영양제를 복용시킨 결과 인지기능 개선에 효과가 없는 것으로 보고됐다.

② 커큐민은 과민대장증후군 및 궤양성 대장염 증상을 완화시키는 효과가 없는 것으로 보인다.

③ 커큐민은 무릎의 골관절염 치료제인 NSAIDs와 비슷한 효과를 보이지만 부작용은 적은 것으로 밝혀져 골관절염 치료에 효과적인 것으로 나타났다. 또한 커큐민을 복용하는 골관절염 환자들은 이를 복용하지 않는 환자들보다 NSAIDs의 복용 빈도가 유의미하게 감소했다.

④ 몇몇 임상시험들에서는 커큐민이 비 알코올성 간염(NAFLD) 환자에게서 질병 심각도와 간수치를 감소시키는데 도움을 주는 것으로 보고됐다. 또한 커큐민은 NAFLD 환자에게서 BMI, 혈당수치

와 HbA1c, 총콜레스테롤, LDL-C 및 중성지방을 위약에 비해 유의미하게 감소시키는 것으로 나타났다.

⑤ 강황은 몇몇 암에서도 연구되었는데, 대장암 환자의 경우 수술 전 대기기간 동안 커큐민을 복용했을 때 악액질(Cachexia)과 전반적인 건강이 개선되는 것으로 나타났다.

**정답** ②

**해설** 커큐민은 과민성 대장증후군 및 궤양성 대장염증상을 완화시키는 데 효과가 있는 것으로 보인다.

## 03

커큐민에 대한 설명으로 틀린 것은?

① 커큐민은 CYP450 효소 작용을 억제하는 것으로 나타났고 Cyclophosphamide와 Doxorubicin 같은 항암제와 상호작용해 효과를 저하시키는 것으로 나타났다.
② 강황은 Capecitabine 치료환자의 손발증후군(HFS) 발생률을 감소시켰다.
③ 항응고제, 항혈소판제 - 병용 시 출혈의 위험이 증가할 수 있다.
④ 혈당강하제 - 병용 시 저혈당의 위험이 감소할 수 있다.
⑤ Doxorubicin, Cyclophosphamide - 병용 시 항암제의 효능이 저하될 가능성이 있다.

**정답** ④

**해설** 혈당강하제 - 병용 시 저혈당의 위험이 증가할 수 있다.

## 63. 후퍼진

### 01

후퍼진 A에 대한 설명으로 틀린 것은?

① 후퍼진은 Huperzia serrata로 불리는 중국 석송으로부터 추출된 알칼로이드 성분으로서 주로 알츠하이머병과 다른 치매 증상, 기억력 및 학습능력 개선 등 주로 뇌 기능 향상을 위해서 복용한다.

② 후퍼진은 치매 환자들을 대상으로 한 여러 임상시험에서 기억력, 인지기능, 행동기능에 도움을 주는 것으로 나타났다. 또한 기분과 일상생활 능력을 개선하는 작용도 하는 것으로 보인다.

③ 임상 및 연구 분야에서 가장 주로 사용되는 Mini-mental state examination(MMSE) 설문 결과에는 후퍼진이 위약보다 인지기능 향상에 도움을 주지 않는 것으로 나타났다.

④ 부작용 - 콜린성 부작용(심박수 감소, 구역, 구토, 설사, 식욕감소, 어지럼증, 땀, 시력 흐림, 수면유도, 과잉행동 등)

⑤ 후퍼진은 아세틸콜린에스테라아제제를 억제하는 작용하므로 이론상 아세틸콜린에 작용하는 모든 약물과 상호작용할 수 있다.

정답 ③

해설 임상 및 연구 분야에서 가장 주로 사용되는 Mini-mental state examination(MMSE) 설문 결과에는 후퍼진이 위약보다 인지기능 향상에 도움을 주는 것으로 나타났다.

### 02

후퍼진 A에 대한 설명으로 틀린 것은?

① 후퍼진은 아세틸콜린 수치에 영향을 끼치는 기전을 통해서 치매, 기억력 장애에 도움을 주는 것으로 생각된다.

② 후퍼진은 가역적으로 Acetylcholinesterase(AChE)를 억제시키는 것으로 나타났으며, 뇌에 여러 부위에 다양한 수준으로 아세틸콜린의 수치를 감소시켜주는 것으로 나타났다.

③ 후퍼진은 현재 알츠하이머병 치료제로 나와 있는 Donepezil이나 Tacrine과 같은 AChE Inhibitor보다 더욱 오랫동안 특이적으로 AChE에 작용하는 것으로 보인다.

④ 사용 목적 - 알츠하이머병 기억력 및 학습능력 개선이다.

⑤ 후퍼진은 또한 Nerve growth factor와 그 수용체를 상승시키고, 베타아밀로이드에 의한 산화 스트레스로부터 뇌세포를 보호하는 효과가 있는 것으로 나타났다.

정답) ②

해설) 후퍼진은 가역적으로 Acetylcholinesterase(AChE)를 억제시키는 것으로 나타났으며, 뇌에 여러 부위에 다양한 수준으로 아세틸콜린의 수치를 증가시켜 주는 것으로 나타났다.

## 64. 발레리안

### 01

발레리안에 대한 설명으로 틀린 것은?

① 항불안, 진정 효과가 있고, 불면증 및 수면의 질을 개선하기 위해서 주로 사용된다.
② 여러 임상시험에서 잠드는데 걸리는 시간(Sleep latency)을 단축하고 수면의 질을 개선하는 것으로 나타났다.
③ 발레리안은 다른 불면증 치료 효과를 보이는 약초들과 병용하는데, 그 중 홉과 함께 병용 했을 때 유의미한 효과가 나타나는 것으로 밝혀졌다. 한 임상연구에서는 발레리안과 레몬밤을 병용했을 때 수면의 질이 개선되는 것으로 나타났다.
④ 몇몇 예비연구 결과, 발레리안이 폐경 후기 여성에게서 안면홍조 증상의 심각도와 빈도를 증가시키는 것으로 나타났다.
⑤ 발레리안은 GABA, Adenosine A1, 5-HT 수용체에 작용해 항불안 작용과 항경련 작용 및 진정 작용을 하는 것으로 보인다.

정답) ④

해설) 몇몇 예비연구결과, 발레리안이 폐경 후기 여성에게서 안명홍조 증상의 심각도와 빈도를 감소시키는 것으로 나타났다.

### 02

발레리안에 대한 설명으로 틀린 것은?

① Valeric acid와 다른 발레리안 성분들은 GABA 작용제로서 역할을 하는 것으로 나타났으며,

발레리안에 함유된 다른 성분들은 GABA를 분해하는 효소를 저해하여 GABA 농도를 높여 중추 신경계의 활성을 감소시키는 것으로 보인다.

② 발레리안은 또한 Adenosine A1과 세로토닌 수용체에 작용하여 수면을 조절하는 것으로 나타났다.

③ 몇몇 동물실험 및 인체적용시험을 통해서 발레리안이 항불안 효과를 보이는 것으로 나타났으며, 이는 세로토닌 수용체에 작용하여 효과를 보이는 것으로 생각된다.

④ 중추신경억제제(Barbiturates, benzodiazepines 등)는 발레리안과 병용 시 중추신경억제 작용이 감소할 수 있다.

⑤ 부작용 두통, 설사, 위장장애, 입마름, 생생한 꿈(vivid dreams), 졸림, 우울증, 땀, 심계항진

정답) ④

해설) 중추신경억제제(Barbiturate,Benzodiazepines 등)는 발레리안과 병용 시 중추신경억제 작용이 증가할 수 있다.

##  65. 테아닌

# 01

테아닌에 대한 설명으로 틀린 것은?

① 테아닌은 녹차와 버섯에 함유된 수용성 아미노산으로서 항산화 및 진정작용의 효과를 목적으로 사용된다.

② 테아닌은 여러 In-vitro 및 동물실험을 통해서 지질 감소, 혈압 저하, 신경 보호, 항비만, 항암 특성을 갖는 것으로 나타났다.

③ 예비 임상연구들을 통해서 테아닌이 인지능력 개선에  도움을 주지 못하는 것으로 나타났다

④ 가장 최근 진행된 메타 분석 결과 테아닌은 카페인과 함께 복용했을 때 다른 일들을 바꿔가 며 진행하는 테스트에서 반응도를 개선하지는 못했으나, 각 일들을 진행하는 정확도를 높였고 각성 효과를 보이는 것으로 나타났다.

⑤ 주요 우울장애 환자들을 대상으로 진행한 공개 연구에서 테아닌이 우울 증상 개선, 불안, 수면장애 및 인지장애를 별다른 부작용 없이 안전하게 개선하는 것으로 나타났다.

정답) ③

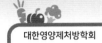

**해설** 예비임상연구들을 통해서 테아닌이 인지능력 개선에 도움을 주는 것으로 나타났다.

## 02

테아닌에 대한 설명으로 틀린 것은?

① 정신분열증 환자를 대상으로 진행한 실험에서도 테아닌이 정신질환 치료제와 병용 시 환자의 불안 및 기타 관련 증상들을 완화시키고 수면을 개선하는 것으로 보고됐다.

② 소규모 연구에 의하면 테아닌은 ADHD 환자의 수면의 질을 개선하지 못하는 것으로 나타났다.

③ 테아닌은 몇몇 임상시험을 통해서 카페인에 의해 증가된 혈압을 반대로 낮춰주는 역할을 하는 것으로 나타났으며, 한 임상시험에서는 육체적 및 정신적 스트레스에 의해 증가된 혈압을 낮춰주는 것으로 나타났다.

④ 섭취 가능한 음식은 녹차이다.

⑤ 사용 목적은 불면증, 스트레스, 불안증, 심혈관계 질환 등이다.

 **정답** ②

**해설** 소규모 연구에 의하면 테아닌은 ADHD 환자의 수면의 질을 개선하는 것으로 나타났다.

## 03

테아닌에 대한 설명으로 틀린 것은?

① 비단백질 아미노산인 테아닌은 혈액 뇌장벽을 통과하여 억제성 신경전달물질 작용(partial agonist of glutamate receptor, antagonist of NMDA receptor)을 하고 선택적으로 세로토닌 및 도파민을 조절하며, GABAA 수용체에 직접 작용하는 등 여러 기전을 통해 항불안작용 및 진정효과를 발휘한다.

② 테아닌은 Glutamate의 분비를 줄여서 스트레스로 인해 유도된 불안증을 개선하는 것으로 보인다. 또한 테아닌은 뇌파 활동의 변화를 조절하여 집중력 개선과 진정작용을 하는 것으로 보인다. 동물실험 결과, 테아닌은 손상된 시냅스 가소성을 회복하고 강화시켜 주는 것으로 나타났다.

③ 테아닌은 체내에 흡수된 뒤 Glutamic acid와 Ethylamine으로 분해된다. 그 후 세포 내에서 Glutamic acid가 Cysteine 및 Glycine과 결합해 항산화 효소인 GSH를 만드는데, 테아닌은 이런 세포 내 GSH 농도를 증가시키는 데 도움을 주는 작용을 통해 항산화 효과를 보이는 것으로

생각되며, 또한 LDL 산화를 억제시켜 항산화 작용을 하는 것으로 나타났다.

④ 부작용으로는 두통, 수면유도 등이 있다.

⑤ 혈압강하제 - 테아닌과 병용 시 혈압이 상승될 가능성이 있다.

정답 ⑤

해설 혈압강하제 - 테아닌과 병용 시 혈압이 저하될 가능성이 있다.

## 66. 체리

## 01

체리에 대한 설명으로 틀린 것은?

① 체리는 대부분의 경우 통째로 섭취되며 주스나 말린 형태로도 섭취된다.

② 체리는 항산화 및 항염증 특징을 갖는 폴리페놀과 비타민 D가 매우 풍부하게 함유되어 항염증제 NSAIDs나 진통제의 천연대체용으로 심혈관 질환, 골관절염 및 통풍에 사용된다.

③ 건강한 성인 여성들을 대상으로 진행한 연구결과, 체리를 섭취(280g, 약 45개의 체리)한 뒤 5시간 후 혈중 요산수치가 감소했으며, 소변 내 요산수치가 증가하는 것으로 나타났고, 혈중 CRP 농도 와 NO 농도 또한 감소한 것으로 나타났다.

④ 사용 목적 - 심혈관계 질환, 관절염 및 통풍

⑤ 체리(Sweet cherry, 단양앵두)는 안토시아닌과 폴리페놀, 비타민 A, C, E 및 베타카로틴을 함유하 고 있는 것으로 나타났고, 다른 앵두들과 비교했을 때 단양앵두가 안토시아닌을 가장 풍부하게 함유하는 것으로 나타났다. 체리는 항산화 작용과 항염증 작용을 보이는 것으로 나타나는데, 이는 안토시아닌과 폴리페놀에 의한 것으로 생각된다.

정답 ②

해설 체리는 항산화 및 항염증 특징을 갖는 폴리페놀과 비타민 C가 매우 풍부하게 함유되어 항염증제 NSAIDs나 진통제의 천연대체용으로 심혈관 질환, 골관절염 및 통풍에 사용된다.

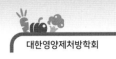
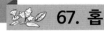
## 67. 홉

### 01

홉에 대한 설명으로 틀린 것은?

① 홉은 기분 개선 및 불면증을 위해 주로 사용되며, 갱년기 증상에도 효과가 있는 것으로 보인다.

② In-vitro 연구결과 홉은 항균작용, 항염증, 식물성 에스트로겐 작용, 항당뇨, 항암 및 혈관신 생성 억제 작용을 하는 것으로 나타났으며, 쥐 실험 모델에서 홉은 고지혈증, 비만, 에스트로겐 고갈로 인한 골소실의 보호, 급성알코올 유발 간독성 감소 작용을 보였다.

③ 임상 연구 결과 홉과 발레리안을 병용하면 수면의 질을 향상시키고, 제1형 당뇨병 환자에게서는 인슐린 감수성을 증가시키는 것으로 나타났다.

④ 홉 추출물은 건강한 성인에게서 경도의 우울증, 불안감 및 스트레스 증상을 완화시켰다.

⑤ 한 관찰 연구 결과에서 홉, 로즈마리, 올레놀산을 병용하면 관절염 통증을 감소시키는 것으로 나타났지만, 홉을 단독으로 사용했을 때 이런 효과가 나타나는지는 불확실하다.

정답 ③

해설 임상 연구 결과 홉과 발레리안을 병용하면 수면의 질을 향상시키고, 제2형 당뇨병 환자에게서는 인슐린 감수성을 증가시키는 것으로 나타났다.

### 02

홉에 대한 설명으로 틀린 것은?

① 몇몇 임상 연구에서 홉 추출물이 갱년기 증상 완화에 도움을 주고 폐경 후기 여성의 뼈 건강을 개선하는 것으로 나타났다.

② 사용 목적 - 관절염, 불면증, 갱년기 증상, 당뇨병

③ 홉의 약리적인 작용은 말린 암꽃 부분에서 나오며, Xanthohumol, Quercetin, Rutin을 비롯한 다양한 종류의 플라보노이드를 함유하고 있다.

④ 홉 추출물은 주로 이성질체화 되어 생성되며, 이성질체화된 홉 추출물은 PPAR$\alpha$ 활성화를 통해 고지방, 고탄수화물 식이 쥐 모델에서 혈중 HDL 농도를 높이고 관상동맥질환 점수를 감소시켰다. 또한 혈중 중성지방 수치를 감소시키고 간의 무게를 증가시켰다.

⑤ Xanthohumol 성분이 당뇨 및 비만 쥐 모델에서 FXR 핵수용체를 불활성하여 지방 및 포도당

대사를 개선했다.

해설 Xanthohumol 성분이 당뇨 및 비만 쥐 모델에서 FXR 핵수용체를 활성화하여 지방 및 포도당 대사를 개선했다.

##  68. 성요한초 St.John's wort

## 01

성요한초에 대한 설명으로 틀린 것은?

① 오늘날에는 주로 우울증 치료 및 기타 심리적 증상의 완화를 위해 사용된다.

② 성요한초는 신경 보호 효과가 있으며 신경통 완화 작용을 하는 것으로 보인다.

③ 임상시험 결과들은 성요한초가 경도 및 중증도 우울증 환자에게서 SSRIs 항우울제와 거의 비슷한 효능을 가지며, 비용 - 효과적인 측면에서 좋은 대비책이 될 수 있는 것으로 나타났다. 또한 장기간 복용 시에도 우울증 완화 효능이 지속되어 나타났다.

④ 여러 임상시험들에서 성요한초가 월경전 증후군과 갱년기 증상에는 효과가 없는 것으로 보고 됐다.

⑤ 성요한초는 CYP450 효소를 유도해 여러 약들의 대사작용을 촉진시켜 효과를 감소시키고 부작용을 유발하는 것으로 알려져 있다. 또한 몇몇 환자들에게 광과민성을 유발하고 백내장의 위험을 높이는 것으로 보고됐다.

해설 여러 임상시험들에서 성요한초가 월경전 증후군과 갱년기 증상에는 효과가 있는 것으로 보고됐다.

## 02

성요한초 St.John's wort에 대한 설명으로 틀린 것은?

① 사용 목적 - 우울증, 피로도 개선, 불면증, 신경통, 월경전 증후군

② Hyperforin, Adhyperforin 및 몇몇 다른 관련 성분들이 항우울 효과를 보이는 것으로 밝혀졌다.

③ 성요한초에 함유된 퀘르세틴 성분이 광과민성의 심각도에 영향을 주는 것으로 보인다.

④ 임산부 혹은 모유수유부 또는 경구피임약, 항우울제, 5-HTP, SAM-e을 복용하는 사람은 성요한초의 복용을 해도 된다.

⑤ 부작용 두통, 메스꺼움, 구강건조, 졸림, 위장관 장애, 광과민성, 신경통

정답 ④

해설 임산부 혹은 모유수유부 또는 경구피임약, 항우울제, 5-HTP, SAM-e을 복용하는 사람은 성요한초의 복용을 피해야 한다.

## 69. 아르기닌

## 01

아르기닌에 대한 설명으로 틀린 것은?

① 아르기닌은 단백질 합성에 필수적인 아미노산으로서 체내에서 합성되며, 육류, 가금류, 생선 및 유제품에 함유되어 있다. 아르기닌은 혈관계에 작용하는 것으로 잘 알려진 성분으로서, 혈관 내피세포에서 Nitric oxide synthase(NOS)에 의해 NO로 변환되어 혈관확장에 영향을 준다.

② 아르기닌은 고혈압, 협심증, 죽상동맥경화증, 심부전증, 임신중독증, 편두통 및 발기부전과 같은 다양한 증상에 사용되며, 상처 회복, 면역력 조절 및 운동능력 향상에도 사용된다.

③ 일부 연구에서 아르기닌은 관상동맥질환 및 말초동맥질환에 부정적인 효과를 보인 것으로 나타났다.

④ 그러나 말초동맥질환의 경우 장기간 복용 시 효과가 감소하거나 오히려 악화되는 보고 사례가 있다. 또한, 장기적인 니트로글리세린 치료에 의한 질산염 내성을 예방하는 것으로 나타났다.

⑤ 심부전증 환자의 경우 아르기닌은 기존 치료제와 병용 시 신장 기능을 향상시켜 GFR, Creatinine clearance 및 나트륨과 수분 배출량을 증가시켜주는 것으로 나타났다.

정답 ③

해설 일부 연구에서 아르기닌은 관상동맥질환 및 말초동맥질환에 긍정적인 효과를 보인 것으로 나타났다.

## 02

아르기닌에 대한 설명으로 틀린 것은?

① 아르기닌과 이부프로펜을 병용하면 편두통 환자의 통증을 감소시킬 수 없는 것으로 보고됐다.

② 몇몇 반대되는 증거들도 있지만, 아르기닌은 대부분의 연구결과에서 임신중독증의 예방 및 긍정적인 영향을 미치는 것으로 나타났다. 항산화 비타민과 함께 아르기닌은 고위험군 임산부에서 자간전증 발병률을 감소시켰다.

③ 고혈압 임산부의 혈압을 낮추는 효과를 보였다. 또한 아르기닌을 장기간 복용하면 고혈압 여성 및 경도의 임신성 고혈압 환자의 혈압강하제 사용을 감소시켰다.

④ 고용량 아르기닌(하루 5g)은 남성 발기부전 개선에 영향을 주는 것으로 나타났다.

⑤ 저용량 아르기닌(하루1.5g)의 경우 별다른 효과가 없는 것으로 나타났으나 피크노제놀이 나 아스파트산(Aspartic acid)과 병용할 경우 저용량 아르기닌에서도 발기부전 개선 효과 를 갖는 것으로 나타났다.

정답 ①

해설 아르기닌과 이부프로펜을 병용하면 편두통 환자의 통증을 감소시킬 수 있는 것으로 보고됐다.

## 03

아르기닌에 대한 설명으로 틀린 것은?

① 사용 목적 - 심혈관계 질환, 고혈압, 임신중독증, 발기부전

② 아르기닌은 아미노산 가운데 유일하게 혈관확장 특성을 가지며, 근육 수축에 중요한 크레아틴 합성에는 불필요하다.

③ 아르기닌은 안지오텐신 변환효소(ACE)의 활성도를 감소시켜 안지오텐신-I에서 안지오텐신-II의 변환을 줄이는 것으로 나타났다. 안지오텐신-II는 혈관수축 및 나트륨과 수분배출 신호 작용을 하는 알도스테론 분비를 증가시킨다.

④ 아르기닌은 NOS의 기질로 NO의 합성을 위한 전구체 역할을 한다. 아르기닌에서 변환된 NO는 혈관확장 및 혈소판 활성화, 단핵구 및 백혈구 부착 및 평활근 세포의 증식을 매개하는 주변분비(paracrine) 신호 분자로서 작용한다. NO는 혈관 산화 스트레스와 산화 환원 조절 유전자의 발현을 조절하는데도 도움을 준다.

⑤ 아르기닌은 심각한 심부전증 환자에게서 혈압을 감소시키고, 심박수를 낮춰주며, 심박출량을 증가시켜 심부전증 증상의 완화에 도움을 주는 것으로 나타났다.

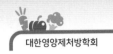

  정답 ②

**해설** 아르기닌은 아미노산 가운데 유일하게 혈관확장 특성을 가지며, 근육수축에 중요한 크레아틴 합성에도 필요하다.

## 🌿 70. 호박씨유

## 01

호박씨유에 대한 설명으로 틀린 것은?

① 호박씨앗의 기름은 항염증 및 항산화 작용을 하고, 전립선비대증 및 대변관련 문제의 치료제로 사용되고 있다.

② 몇몇 임상시험에서 호박씨유 단독요법 혹은 쏘팔메토와의 병용 요법이 전립선비대증의 증상을 완화시키는 결과를 보였다. 한 예비 연구에서 호박씨유가 전립선비대증 치료제인 프라조신 (Prazosin)과 비슷한 효과를 보인다는 결과도 보고됐다.

③ 렛트 실험 결과를 보면 호박씨 추출물은 전립선 비대를 억제하고 테스토스테론 혹은 프라조신에 의한 단백질 합성의 증가를 막을 수 있으며, 테스토스테론에 의해 유도되는 비대증을 억제하고, 방광과 요도 기능을 향상시킨다. 호박씨유의 주요 작용 기전은 5-alpha reductase의 저해라고 생각된다.

④ 사용 목적 - 전립선비대증

⑤ 호박씨는 알파-토코페롤, 단백질, 탄수화물, 지방산, 비필수 아미노산 및 시토스테롤 같은 피토스테롤 등을 함유하고 있다. 그 중 ∆7-스테롤은 DHT와 유사한 화학 구조를 가지며, DHT 수용체를 경쟁적으로 억제하는 것으로 나타났다.

  정답 ①

**해설** 호박씨앗의 기름은 항염증 및 항산화 작용을 하고, 전립선비대증 및 소변관련 문제의 치료제로 사용되고 있다.

## 71. 쏘팔메토

### 01

쏘팔메토에 대한 설명으로 틀린 것은?

① 쏘팔메토는 북아메리카, 서인도제도 및 지중해 연안의 해안지대에서 자라는 야자나무로 과일은 지방산과 피토스테롤이 풍부하며 배뇨를 촉진하고, 염증을 감소시키며, 전립선비대증 및 탈모의 치료를 목적으로 사용된다.

② NIH의 스폰서를 받아 진행된 높은 퀄리티의 대규모 장기간 임상시험의 결과들을 보면 쏘팔메토가 전립선비대증 증상 완화에 효과적인 것으로 밝혀졌다.

③ 쏘팔메토에서 추출되는 Lipidosterolic 성분은 전립선비대증 치료 효과를 보이는 유효 성분으로 생각된다.

④ In-vivo 실험에선 쏘팔메토가 전립선 조직 내 5-alpha reductase 수치와 혈중 테스토스테론, DHT, PSA 농도를 유의미하게 감소시키지 못하는 것으로 나타났다.

⑤ 부작용 - 위장장애, 설사, 피로감, 두통, 성욕감소, 비염

정답) ②

해설 NIH의 스폰서를 받아 진행된 높은 퀄리티의 대규모 장기간 임상시험의 결과들을 보면 쏘팔메토가 전립선비대증 증상 완화에 그다지 효과적이지 않은 것으로 밝혀졌다.

## 72. 피지움

### 01

피지움에 대한 설명으로 틀린 것은?

① 피지움은 아프리카 자두나무 껍질에서 추출되며, 피지움 추출물은 전통적으로 전립선비대증과 관련된 요로 증상을 완화시키는데 사용된다.

② In-vitro 및 In-vivo 실험 결과에 의하면 피지움 추출물은 살균효과가 없다.

③ 안드로겐 수용체에 길항작용을 하고, 전립선 암세포에 항증식 및 세포자멸유도 효과를 갖는 것으로 나타났다.

④ 피지움에 함유된 Atraric acid 및 N-butylbenzene-sulfonamide 성분이 안드로겐 수용체에 길항작용을 하는 것으로 나타났다.

⑤ 피지움은 5-lipoxygenase 대사산물 및 류코트린의 생성을 감소시켜 항염증 작용을 하는 것으로 나타났다.

정답 ②

해설 In-vitro 및 In-vivo 실험결과에 의하면 피지움 추출물은 살균효과가 있다.

## 73. 체이스트베리

### 01

체이스트베리에 대한 설명으로 틀린 것은?

① 주로 월경전증후군과 관련된 증상을 완화시키고 불임치료에 널리 사용된다. 체이스트베리는 생리주기를 정상화시키는 작용을 하는 것으로 알려져 있으며, 신체의 호르몬 수용체와 상호 작용해 활성시키는 비스테로이드성 프로게스틴을 함유하고 있다.

② 임상 연구 결과 체이스트베리는 PMS, PMDD 증상을 앓고 있는 환자에게서 위약보다 더욱 효과적으로 증상을 완화시키고, 플루옥세틴(Fluoxetine)과 비교 시에는 비슷한 효율로 증상을 완화시키는 것으로 나타났으며, 플루옥세틴은 우울증, 불면증, 과민반응 같은 심리적인 증상을 완화시켰고, 체이스트베리는 유방통, 붓기, 경련 같은 신체적인 증상을 완화시키는 것으로 나타났다.

③ 체이스트베리는 에센셜 오일, Agnuside와 같은 이리도이드 배당체, Casticin과 같은 플라보노이드 및 디터펜(Diterpenes)을 함유하고 몇몇 필수 지방산도 함유하고 있다. 시중에 판매되는 체이스트베리 추출물은 대부분 6% Agnuside를 포함하는 것으로 규격화되어 있다.

④ Hyperprolactinemia 증상이 있는 여성 환자에게서 체이스트베리가 프로락틴 분비를 줄였으며, 생리주기 중 황체기(Luteal phase)의 기능 이상을 정상화시키는 것으로 보인다.

⑤ 체이스트베리는 에스트로겐성 및 프로게스테론성 활성을 가질 수 있으므로 호르몬에 민감한 환자도 복용할 수 있다. 또한 체이스트베리는 호르몬 조절작용을 하기 때문에 경구피임약의 효과를 방해할 수 있다.

정답 ⑤

해설 체이스트베리는 에스트로겐성 및 프로게스테론성 활성을 가질 수 있으므로 호르몬에 민감한 환자는 복용을 피할 수 있다. 또한 체이스트베리는 호르몬 조절작용을 하기 때문에 경구피임약의 효과를 방해할 수 있다.

## 74. 시나몬

## 01

시나몬에 대한 설명으로 틀린 것은?

① 에센셜 오일이 풍부한 나무껍질은 향료와 향신료로 사용되며, 당뇨병, 식욕부진, 관절염 치료, 염증, 장내가스, 소화불량 등의 치료를 목적으로 사용된다. 중국 전통의학에서 시나몬은 감기 치료를 위해 다른 약초와 함께 사용한다.

② In-vitro 실험 결과들을 살펴보면 시나몬이 항당뇨, 항산화, 항염증, 면역조절, 항균, 항종양 및 항에스트로겐 특성을 갖는 것으로 나타났다.

③ 메타 분석 결과, 제1형 당뇨병 환자에게서 시나몬을 4~18주간 복용했을 때 공복 혈당수치, 혈중 총콜레스테롤, LDL-C 및 중성지방을 감소시키고, HDL-C는 증가시키는 것으로 나타났다.

④ 다낭성 난소증후군 환자에게서는 시나몬이 인슐린 저항성을 감소시키는 것으로 나타났다.

⑤ 사용 목적 - 당뇨병, 위궤양, 관절염, 치주염

정답 ③

해설 메타 분석 결과, 제2형 당뇨병 환자에게서 시나몬을 4~18주간 복용했을 때 공복 혈당수치, 혈중 총콜레스테롤, LDL-cholesterol 및 중성지방을 감소시키고 HDL-C는 증가시키는 것으로 나타났다.

## 02

시나몬에 대한 설명으로 틀린 것은?

① 시나몬의 유효 성분은 휘발성 오일인 Cinnamaldehyde와 폴리페놀인 Hydroxychalcone이다.

② Hydroxychalcone과 같은 폴리페놀은 인슐린 작용을 강화시키는 것으로 생각되는데, 이 화합물은 인슐린 수용체의 인산화를 증가시켜 인슐린 감수성을 증가시키는 것으로 나타났다. 인슐린 감수

성이 증가하면 혈당조절 및 지질수준이 향상된다. 시나몬은 글리코겐 합성 효소를 활성하는 것으로 나타났다.

③ 시나몬은 인슐린 분비량을 증가시키고 기준 혈당수치를 감소시키는 것으로 나타났다. 건강한 성인을 대상으로 한 시험에서 시나몬을 단기간 복용하면 인슐린 감수성이 개선되고 혈당 조절에 도움이 되는 것으로 나타났고, 장기복용 결과는 다소 엇갈리는 결과 들이 존재한다.

④ 부작용 - 발진, 저혈당, 간독성

⑤ 혈당강하제 - 시나몬과 병용 시 저혈당의 위험이 감소할 수 있다.

간독성 유발약물(amiodarone, valproic acid, statin계열, 결핵약) 등 - 시나몬(계피)에 함유된 쿠마린 성분은 간독성을 유발시킨다. 따라서 다른 간독성 유발 약물들과 병용 시간 독성이 유발될 확률이 증가할 수 있다.

 정답 ⑤

**해설** 혈당강하제 - 시나몬과 병용 시 저혈당의 위험이 증가할 수 있다.

간독성 유발약물(amiodarone, valproic acid,statin계열, 결핵약) 등 - 시나몬(계피)에 함유된 쿠마린 성분은 간독성을 유발한다. 따라서 다른 간독성 유발약물과 병용 시간독성이 유발될 확률이 증가할 수 있다.

**75. 퀘르세틴**

## 01

퀘르세틴에 대한 설명으로 틀린 것은?

① 퀘르세틴(Quercetin)은 사과, 양파, 포도, 체리, 라즈베리, 감귤류를 비롯해 과일 및 채소에서 발견되는 플라보노이드 성분이다.

② 퀘르세틴은 또한 은행잎 및 성요한초를 포함한 일부 인기 있는 약용 식물에서도 발견되며, 항염증제로서 심혈관 질환, 염증, 알레르기 반응, 암의 예방 및 치료에 주로 사용된다.

③ In-vitro 결과들에 의하면 퀘르세틴은 항산화, 항염증 효과 및 심혈관 질환을 보호하는 효과를 보이며 항암제로도 작용하는 것으로 나타났다.

④ 인구조사 결과를 보면 퀘르세틴이 많이 함유된 차, 양파, 사과와 같은 식품을 섭취한 여성 노인들에게서 심혈관 질환과 관련된 사망률이 유의미하게 감소돼 있는 것으로 나타났다.

⑤ 한 메타 분석 결과 퀘르세틴이 위약 대비 혈압을 소량 감소시키는 것으로 나타났으며, 경도 수준의 고혈압 환자들을 대상으로 한 임상 연구 결과 퀘르세틴이 혈압을 7mmHg/3mmHg 정도 감소시키는 것으로 나타났다.

정답) ④

해설) 인구조사 결과를 보면 퀘르세틴이 많이 함유된 차, 양파, 사과와 같은 식품을 섭취한 남성 노인들에게서 심혈관 질환과 관련된 사망률이 유의미하게 감소돼 있는 것으로 나타났다.

## 02

퀘르세틴에 대한 설명으로 틀린 것은?

① 퀘르세틴은 플라보노이드로서 여러 과일 및 채소에서 섭취가 가능하며, 식이 퀘르세틴은 대부분 배당체로 존재한다. 퀘르세틴의 가장 흔한 형태는 루틴(Rutin)이다.

② 예비연구결과에 따르면 퀘르세틴이 Cromolyn과 유사하게 작용해 알레르기 비염환자에게 도움을 주지 않는 것으로 나타났다.

③ 퀘르세틴은 비만세포에서 항원에 의해 자극된 히스타민 방출을 억제시키는 것으로 보인다. 다른 In-vitro 연구에서는 퀘르세틴이 비만 세포의 증식을 억제시키는 것으로 보인다.

④ 퀘르세틴은 호염구와 비만세포에서 방출되는 히스타민을 억제하고 Leukotriene과 Prostaglandin의

생성 및 활성을 억제하는 기전으로 항염증 효과를 보이는 것으로 생각된다. In-vitro와 In-vivo 모델에서 퀘르세틴은 염증 유발 사이토카인 발현을 조절하는 COX-2, NF-$\kappa$B를 억제시키는 것으로 나타났다.

⑤ 퀘르세틴은 다른 플라보노이드 성분들처럼 항산화 작용을 하는 것으로 나타났다. 예비 실험에서 퀘르세틴은 LDL의 산화를 예방하고, 자유 라디칼을 생성하는 중금속 이온의 생리적인 반응들을 저하시키는 것으로 나타났다.

정답 ②

해설 예비연구 결과에 따르면 퀘르세틴은 Cromolyn과 유사하게 작용하여 알레르기 비염환자에게 도움을 주는 것으로 나타났다.

## 76. 아티초크

# 01

아티초크에 대한 설명으로 틀린 것은?

① 아티초크 잎의 추출물은 소화불량, 메스꺼움, 과민대장증후군, 고지혈증 등의 치료 목적으로 사용된다.

② 아티초크 추출물은 여러 임상시험을 통해서 기능성 소화불량으로 인한 메스꺼움, 구토, 복부팽만감, 복통 등의 증상들을 유의미 하게 감소시키는 것으로 나타났으며, 주로 2~8주간 복용한 후에 효과가 나타났다.

③ 아티초크 추출물은 몇몇 예비 임상시험에서 복통, 경련, 복부팽만감, 장내가스, 변비와 같은 과민대장증후군의 증상들을 완화시키는 효과를 보이지 않았다.

④ 한 임상연구에서는 경도의 고콜레스테롤 혈증 환자에게 아티초크 추출물이 LDL-C 수치를 11% 정도 감소시키고, HDL-C 수치를 10%정도 증가시켜 콜레스테롤 조절에 도움을 주는 것으로 나타났다.

⑤ 아티초크 추출물과 생강 추출물을 병용해도 메스꺼움, 복부팽만감, 복통과 같은 증상들이 위약 대비 완전히 개선됐다.

정답 ③

해설 아티초크 추출물은 몇몇 예비 임상시험에서 복통, 경련, 복부팽만감, 장내가스, 변비와 같은 과민대장증후군의 증상들을 완화시키는 효과를 보였다.

식품분석전문가자격증 1급, 2급 필기 문제 정복하기

## 77. L-라이신

## 01

L-라이신에 대한 설명으로 틀린 것은?

① 라이신은 비필수 아미노산으로서 단백질 생성에 필수적인 영양분이다. 다른 아미노산들과 다르게 라이신은 체내에서 합성되지 않으므로 무조건 식품으로 섭취해야 한다.

② 라이신은 주로 육류, 어류, 유제품 및 달걀에 함유돼 있고, 콩 및 다른 콩과식물을 통해서도 섭취가 가능하다. 채소나 곡류에는 육류와 비교해서 소량의 라이신이 함유되어 있으며, 라이신 결핍은 거의 존재하지 않는다.

③ 라이신 영양제 복용은 단순 헤르페스 바이러스 감염으로 인해 생기는 구순포진의 치료에 효과적인 것으로 나타났다. 라이신은 구순포진의 재발 빈도와 발병 시 증상의 심각도를 줄이고 회복에 걸리는 시간을 단축시킨다.

④ 또한 아연과 병용 시에도 효과적으로 구순포진의 증상과 기간을 감소시키는 것으로 나타났다.

⑤ 라이신은 In-vitro 실험에서 단순 헤르페스 바이러스의 성장을 억제시켰다.

정답) ①

해설) 라이신은 필수 아미노산으로서 단백질 생성에 필수적인 영양분이다. 다른 아미노산들과 다르게 라이신은 체내에서 합성되지 않으므로 무조건 식품으로 섭취해야 한다.

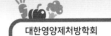

## 78. 이노시톨

### 01

이노시톨에 대한 설명으로 틀린 것은?

① 이노시톨은 당알코올로서 옥수수, 육류, 감귤류 및 콩과식물에 함유되어 있다. 그중 Myo-inositol 과 D-chiro-inositol 형태가 영양제로서 판매되며 주로 다낭성 난소증후군, 당뇨병, 당뇨병성 신경 병증, 임신당뇨병 예방, 정신질환의 치료 목적으로 복용된다.

② 대사질환이 있는 폐경 후기 여성들을 대상으로 Myo-inositol 복용과 저칼로리 다이어트를 1년간 진행한 임상시험 결과, 총콜레스테롤 수치와 중성지방 수치가 감소하고 HDL-C 수치가 증가했다. 또한 혈압이 감소하고 인슐린 저항성이 개선되었다.

③ 이노시톨은 공황장애 치료에 도움을 주는 것으로 나타났다. 광장공포증이 있는 공황장애 환자에 게 4주간 이노시톨을 복용한 결과, 공황장애의 빈도와 심각도가 유의미하게 감소하였다. 또한 한 연구에서는 이노시톨이 Fluvoxamine과 비슷한 효과로 공황장애 치료에 효능을 보이는 것으로 나타났다.

④ 한 메타 분석 결과 다낭성 난소증후군을 앓고 있는 여성 환자에게 이노시톨 복용은 공복 혈당 수치와 공복 인슐린 수치, 총콜레스테롤, 중성지방 및 테스토스테론 수치를 소량 감소시키는 것으로 나타났다.

⑤ D-chiro inositol 및 Myo-inositol 형태 모두 비만 및 과체중인 다낭성 난소증후군 환자의 중성지방 과 테스토스테론 수치, 혈압을 감소시키고 난소의 기능을 개선했다. 또한 한 연구에서 이노시톨이 다낭성 난소증후군 환자의 배란율을 낮추어 주는 것으로 나타났다.

정답 ⑤

해설 D-chiro inositol 및 Myo-inositol 형태 모두 비만 및 과체중인 다낭성 난소증후군 환자의 중성지방과 테스토스테 론 수치, 혈압을 감소시키고 난소의 기능을 개선했다. 또한 한 연구에서 이노시톨이 다낭성 난소증후군 환자의 배란율을 높여주는 것으로 나타났다.

**79. 시서스**

## 01

시서스에 대한 설명으로 틀린 것은?

① 시서스는 포도과에 속하는 여러해살이 풀로서 전통적으로 뼈 골절 및 위장장애 증상의 치료제로서 사용되어 왔다. 최근에는 비만 및 체중감소, 당뇨, 대사질환 및 고지혈증의 치료 목적으로 사용된다.

② 인도에서 진행된 몇몇 임상시험에서 시서스가 뼈 골절 회복 속도를 높여주고 통증과 염증을 감소시킨다고 보고됐다.

③ 여러 예비 임상시험에서 시서스가 과체중 또는 비만환자의 체중을 감소시키는 것으로 나타났으나, 이 임상시험들 대부분은 낮은 퀄리티로 진행되었으므로 결과의 신빙성에 문제가 있다.

④ 시서스에 함유된 성분들은 Lipase와 Amylase 억제를 통해 지방과 탄수화물의 분해 및 흡수를 감소시켜 체중 증가에 도움을 주는 것으로 보고되었다.

⑤ 부작용 - 두통, 장내가스, 입건조, 설사, 불면증

정답) ④

해설) 시서스에 함유된 성분들은 Lipase와 Amylase 억제를 통해 지방과 탄수화물의 분해 및 흡수를 감소시켜 체중감소에 도움을 주는 것으로 보고되었다.

 **80. 아슈와간다**

## 01

아슈와간다에 대한 설명으로 틀린 것은?

① 인도 인삼으로도 불리는 아슈와간다는 스트레스, 피로감, 불안증 같은 정신질환과 관절염 및 위장장애에 주로 사용된다.

② 무작위배정 임상시험 결과 아슈와간다는 만성 스트레스를 앓고 있는 성인에게서 위약 대비 스트레스 수치와 코르티졸 수치를 증가시키는 것으로 나타났다.

③ 12주간 진행된 한 예비 임상 시험에서는 아슈와간다를 복용한 실험군이 대조군에 비해서 불안증

점수가 감소된 것으로 나타났다. 또한 정신분열증 환자의 증상 완화에도 도움을 주는 것으로 나타났다.

④ 임산부의 경우 아슈와간다가 낙태를 유발할 수 있으므로 복용을 피한다.

⑤ 아슈와간다의 뿌리와 열매는 약용으로 사용되며 아슈와간다는 Isopelletierine, Anaferine 같은 알칼로이드, 사포닌 및 Withanolides을 포함해 여러 가지 유효 성분을 갖고 있다.

정답 ②

**해설** 무작위배정 임상시험 결과 아슈와간다는 만성 스트레스를 앓고 있는 성인에게서 위약 대비 스트레스 수치와 코르티졸 수치를 감소시키는 것으로 나타났다.

## 81. 카바

## 01

카바에 대한 설명으로 틀린 것은?

① 카바는 태평양 연안과 하와이 제도가 원산지로 카바는 이 지역에서 음료로서 섭취되며 불안, 스트레스 및 불면증을 완화시키는 것으로 알려져 있다. 카바의 약용 성분은 식물의 뿌리와 뿌리줄기에서 추출되는 Kavalactones 성분들이다. Kavalactones 성분은 근육이완, 진정, 진통 효과를 갖는 것으로 보인다.

② 대부분의 임상 연구 결과들에서 Kavalactones 70%를 함유한 카바 추출물이 위약보다 더욱 우수하게 불안증을 완화시키는 것으로 밝혀졌다. 또한 카바 추출물이 Buspirone 또는 Oxazepam 30mg 같은 저용량 벤조다이아제핀과 비슷한 효능을 보이는 것으로 나타났다

③ 경도에서 중증도 불안 증 환자를 대상으로 한 메타 분석에서는 카바 추출물 복용이 위약에 대비해서 치료 효과를 볼 확률이 높은 것으로 나왔으며, Buspirone과 Oxazepam과 비슷한 치료효과를 보인 것으로 결론지었다. 그러나 카바는 기존 치료제들보다 부작용 유발 사례가 더욱 적은 것으로 나타났다.

④ 몇몇 임상연구에서 카바를 최소 5주간 꾸준히 복용해야 유의미한 개선 효과를 볼 수 있는 것으로 밝혀졌다. 또한 한 메타 분석에선 하루 Kavalactones 200mg 이상을 복용해야 치료 효과를 기대할 수 있는 것으로 나타났다.

⑤ FDA는 카바 복용이 잠재적으로 간 손상을 유발시킬 수 있다고 권고한다.

정답 ③

해설 경도에서 중등도 불안증 환자를 대상으로 한 메타 분석에서 카바 추출물 복용이 위약에 대비해서 치료 효과를 볼 확률이 높은 것으로 나왔으며, Buspirone과 Oxazepam과 비슷한 치료 효과를 보인 것으로 결론지었다. 그러나 카바가 기존 치료제들보다 부작용 유발 사례가 더욱 많은 것으로 나타났다.

## 02

카바에 대한 설명으로 틀린 것은?

① 카바의 뿌리 및 뿌리줄기 부분에서 추출되는 Kavalactones는 진정, 근육이완, 진통작용을 보이는 것으로 밝혀졌다.

② 중추신경억제제제(Barbiturates, benzodiazepines 등) - 이들과 병용 시 중추신경억제제 작용이 감소할 수 있다.

③ 사용 목적 - 불면증, 스트레스 및 불안증

④ 중추성 근이완제 - 이들과 병용 시 중추신경억제제 작용이 증가할 수 있다.

⑤ 정확한 기전은 알려지지 않았지만, 카바는 GABAA 수용체의 결합 자리를 조절해 리간드와 수용체의 결합을 강화시키고, GABAA 길항작용을 하는 Thromboxane A2의 합성을 억제 시키며, MAO-B를 가역적으로 억제하는 기전을 통해 진정 효과를 보이는 것으로 알려져 있다. 또한 카바의 작용 기전에는 NMDA 수용체도 관련돼 있는 것으로 추측된다.

정답 ②

해설 중추신경억제제제(Barbiturate, Benzodiazepines 등) - 이들과 병용 시 중추신경억제제 작용이 증가할 수 있다.

## 82. 센텔라

## 01

센텔라에 대한 설명으로 틀린 것은?

① 잎과 식물 전체의 추출물은 정맥부전, 하지정맥류, 화상, 상처 회복 등 다양한 목적으로 사용된다.

② 여러 임상시험에서 센텔라 추출물을 4~8주간 복용한 결과 정맥순환 기능이 개선되고 부종 같은

대한영양제처방학회

정맥부전 증상이 완화되는 것으로 나타났다.

③ 센텔라 추출물을 국소적으로 적용할 경우, 상처 회복 속도가 개선되고, 1도 화상환자에게서 설파디아진(Silver sulfadiazine)보다 재상피화 및 상처 회복 속도를 개선하는 것으로 나타났으며, 가려움증, 피부자극, 건조함 등의 부작용도 적게 발생했다.

④ Triterpenoid saponin계 성분은 상처 회복을 향상시키고 정맥부전 환자에게서 정맥 혈압을 감소시키는 것으로 나타났다. 이 성분은 섬유아세포의 활성을 증가시키고, 콜라겐 생성을 촉진시키며, 상피세포 Turnover를 증가시키는 작용을 통해 결합조직 리모델링을 조절하는 것으로 나타났다.

⑤ 사용 목적 - 화상, 상처회복, 하지정맥류, 기억력 감소

 ③

해설 센텔라 추출물은 국소적으로 적용할 경우, 상처 회복 속도가 개선되고, 2도 화상환자에게서 설파디아진(Silver sulfadiazine)보다 재상피화 및 상처회복 속도를 개선하는 것으로 나타났으며, 가려움증, 피부자극, 건조함 등의 부작용도 적게 발생했다.

## 83. 백설

## 01

백설에 대한 설명으로 틀린 것은?

① 백설은 브라미(Brahmi)라고도 알려진 인도산 식물로 오래전부터 인도 전통 의학인 Ayurvedic 요법에서 기억력 및 지능 개선을 위해 사용되었다.

② 백설은 여러 임상시험에서 인지 기능을 향상시키는 것으로 나타났으며, 단기 복용 시에는 별다른 효과가 없지만 12주 정도의 장기 복용에 효과를 보이는 것으로 나타났다.

③ 백설의 인지능력 및 기억력 개선은 백설 안에 함유된 Bacoside A 및 B에 의해 작용하는 것으로 보인다.

④ 이들은 아세틸콜린 분출을 조절하고 Choline acetyltransferase의 활성을 조절하며, Muscarinic cholinergic 수용체를 조절하는 기전으로 작용하는 것으로 보이며, In-vitro 실험에서 백설 추출물이 Acetylcholinesterase의 활성을 억제시키는 것으로 나타났다.

⑤ In-vitro에서는 백설 추출물이 베타아밀로이드로 유도되는 세포자멸로부터 신경 세포들을 보호하는 효과를 보이지 않는 것으로 나타났다.

정답 ⑤

해설 In-vitro에서는 백설 추출물이 베타아밀로이드로 유도되는 세포자멸로부터 신경세포들을 보호하는 효과가 보이는 것으로 나타났다.

## 84. 글루타치온

# 01

글루타치온에 대한 설명으로 틀린 것은?

① 글루타치온은 글리신, 시스테인, 글루탐산으로부터 생성되는 Tripeptide로서, 간에서 주로 생성되며, DNA 생성 및 수리, 단백질과 프로스타글란딘 생성, 아미노산 전달, 독성 및 발암물질의 대사, 면역작용, 항산화 작용 등에 관여하는 매우 중요한 성분이다. 글루타치온은 숙취해소, 눈 건강을 위해 주로 사용된다.

② 섭취 가능한 음식 - 호박, 아스파라거스, 수박, 브로콜리, 양배추, 케일, 컬리플라워

③ 글루타치온은 간에서 주로 생성되며, 강력한 항산화제로서 체내 여러 기능에 작용한다. 또한 세포 내 글루타치온은 운동 도중 증가하는 것으로 나타났다.

④ 실험실 연구에서는 글루타치온 수치가 감소하면서 ROS 생성이 감소하는 것으로 나타났으며, 또 다른 연구에서는 글루타치온이 RNS와 ROS로부터 세포를 보호하는 효과를 보였다.

⑤ 부작용 - (장기간 복용 시) 아연 수치 증가

 정답 ⑤

해설 부작용 - (장기간 복용 시) 아연 수치 감소

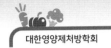

## 85. 디오스민

## 01

디오스민에 대한 설명으로 틀린 것은?

① 디오스민은 감귤류의 과일에서 추출되는 플라보노이드로서 치질, 하지정맥류 등에 주로 사용되며, 잇몸 출혈에도 사용된다.

② 디오스민과 헤스페리딘을 병용하는 요법은 치질 환자의 급성 출혈을 92% 감소시켰으며, 불편함, 통증, 분비물 등의 치질 증상을 완화시켰다.

③ 디오스민은 주로 감귤류에서 추출되는 플라보노이드로서 퀘르세틴, 루틴, 헤스페리딘과 같은 다른 플라보노이드와 유사한 작용을 한다. 디오스민은 PGE2 및 Thromboxane A2의 작용을 억제시키고, 미세순환(microcirculation)을 향상시키고, 모세혈관의 투과율을 감소시키는 등 여러 항염증 작용을 하는 것으로 나타났다.

④ 또한 디오스민은 정맥혈관을 개선하고, 정맥의 울혈을 감소시키며, 모세혈관의 투과율을 정상으로 회복시킨다. 디오스민은 Phosphodiesterase를 억제하고, 세포 내 cAMP를 증가시켜 염증성 작용을 하는 PGE2, PGF2, Thromboxane B2 또한 감소시키는 것으로 나타났다.

⑤ 부작용으로는 복통, 설사, 두통, 어지럼증, 발진, 근육통, 빈혈이 있으며, 디오스민과 병용 시 카바마제핀의 혈중 농도가 감소하며, 배출량이 감소하여 카바마제핀의 부작용이 증가할 수 있다.

 정답 ⑤

해설 부작용으로 복통, 설사, 두통, 어지럼증, 발진, 근육통, 빈혈이 있으며, 디오스민과 병용 시 카바마제핀의 혈중 농도가 증가하며, 배출량이 감소하여 카바마제핀의 부작용이 증가할 수 있다.

## 86. 머위

# 01

머위에 대한 설명으로 틀린 것은?

① 주로 두통 및 편두통, 통증, 기침, 알레르기성 비염, 아토피 등의 완화에 사용되며, 진경 및 식욕증진 작용도 하는 것으로 알려져 있다.

② 머위 추출물은 알레르기 비염 환자의 증상을 완화하며 코에 염증 작용물질들을 감소시키는 것으로 보인다. 또한 몇몇 연구에서 Cetirizine 10mg/day 또는 Fexofenadine 180mg/day과 거의 비슷한 효과를 보이는 것으로 나타났다.

③ 머위 추출물을 복용하면 편두통 완화에도 효과를 보이는 것으로 나타났다. 성인에게서 머위의 뿌리 추출물을 16주간 최소 하루 150mg을 복용하면 편두통의 빈도, 강도 및 지속기간을 감소시키는 것으로 나타났지만, 이 추출물은 소아에게는 효과가 없는 것으로 나타났다.

④ 머위의 Petasin 성분은 혈중 히스타민 및 류코트리엔 농도를 감소시키고 비만세포가 알러젠에 반응하는 정도를 감소시키는 것으로 보인다. 또한 류코트리엔 생성을 억제하고, 프로스타글란딘의 작용을 억제하는 것으로도 나타났다.

⑤ 부작용 - 복통, 설사, 눈 가려움, 천식, 발진, 피곤함, 졸림

정답 ③

해설 머위 추출물을 복용하면 편두통 완화에도 효과를 보이는 것으로 나타났다. 성인에게서 머위의 뿌리 추출물을 16주간 최소 하루 150mg을 복용하면 편두통의 빈도, 강도 및 지속시간을 감소시키는 것으로 나타났으며, 이 추출물은 소아에게도 효과가 있는 것으로 나타났다.

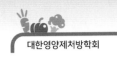

## 87. NADH

### 01

NADH에 대한 설명으로 틀린 것은?

① NADH는 Nicotinamide adenine dinucleotide(NAD)의 산화 형태로 체내 여러 작용에 관여하는 조효소이다.

② NADH는 만성 피로, 인지 기능, 기억력 상승, 우울증, 고혈압 등에 사용되며, 알코올로부터 간 보호작용을 하는 것으로도 알려져 있다.

③ 몇몇 임상연구를 통해서 NADH의 단독복용 또는 CoQ10과 병용 시 만성피로의 증상들이 완화되는 것으로 나타났다.

④ 한 연구에서는 NADH를 24개월간 복용 시 첫 3개월만에 증상이 42% 감소하는 것으로 나타났다.

⑤ 다른 연구에서는 NADH와 CoQ10을 8주간 복용하여 피로도 점수를 감소시킨 것으로 나타났다.

정답 ①

해설 NADH는 Nicotinamide adenine dinucleotide(NAD)의 환원 형태로 체내 여러 작용에 관여하는 조효소이다.

## 88. 베타시토스테롤

### 01

베타시토스테롤에 대한 설명으로 틀린 것은?

① 베타시토스테롤을 포함한 식물성 스테롤은 관상동맥질환의 위험을 낮추는데 효과가 있는 것으로 FDA에 인정을 받은 성분으로서 혈중 콜레스테롤 수치를 감소시키는 작용을 통해 이런 이점을 제공하는 것으로 알려져 있다. 베타시토스테롤은 관상동맥질환, 고 콜레스테롤혈증, 전립선비대증의 치료에 주로 사용된다.

② 여러 임상시험 및 Cochrane 분석 결과 베타시토스테롤을 하루 60~130mg 정도 복용하면, 배뇨 관련 증상들이 완화되는 것으로 나타났으나 전립선의 크기는 감소하지 않은 것으로 나타났다.

③ 베타시토스테롤은 식물성 스테롤로서 콜레스테롤과 유사한 화학적 구조를 갖고 있다. 성인 대부분의 식사에서 175~200mg 정도의 베타 시토스테롤이 함유되어 있지만, 5% 정도밖에 체내로 흡수되지 않는 것으로 알려져 있다.

④ 섭취 가능한 음식 - 식물성 기름, 씨앗, 견과류, 콩과식물

⑤ Ezetimibe가 베타시토스테롤의 흡수를 저하시키고 Pravastatin이 베타시토스테롤의 혈중 농도를 증가시키는 것으로 나타났다.

**정답** ⑤

**해설** Ezetimibe가 베타시토스테롤의 흡수를 저하시키고 Pravastatin이 베타시토스테롤의 혈중 농도를 감소시키는 것으로 나타났다.

## 89. 생강

## 01

생강에 대한 설명으로 틀린 것은?

① 생강은 멀미, 구역, 구토 증상을 완화시키는데 효과적인 것으로 나타났으며, 생리통, 식욕감퇴, 골관절염, 류마티스 관절염의 증상 완화에도 사용된다.

② 여러 임상연구 및 메타 분석 결과를 통해 생강이 입덧에 효과적인 것으로 나타났으며, 피리독신과 항히스타민제인 디멘히드리네이트와 비슷한 효능을 보이는 것으로 나타났다.

③ 생리통이 심한 환자에게 생강 500~2000mg을 3~4일간 복용시킨 결과 생리통 증상이 어느 정도 감소하는 것으로 나타났다. Cochrane 분석 결과에서도 생강이 생리통 완화에 도움을 줄 수 있는 것으로 밝혀졌다.

④ 생강은 전통적으로 통증 완화에 사용되어 왔으며, 생강의 6-shogaol 성분은 염증 및 통증과 밀접한 관련이 있는 Substance P의 분비를 억제시키는 것으로 나타났다.

⑤ 항응고제, 항혈전제 - 이들과 병용 시 출혈의 위험이 감소한다.

**정답** ⑤

**해설** 항응고제, 항혈전제 - 이들과 병용 시 출혈의 위험이 증가한다.

## 90. 2형 콜라겐

### 01

2형 콜라겐에 대한 설명으로 틀린 것은?

① 2형 콜라겐은 연골을 구성하는 주요 단백질로서 다른 결합조직에서는 발견되지 않는다.
② 대부분의 2형 콜라겐은 닭으로부터 추출되며 소에서 추출되는 콜라겐도 가끔 찾아볼 수 있다.
③ 2형 콜라겐은 류마티스 관절염, 골관절염, 통풍성 관절염과 같은 통증을 완화하는 것으로 알려져 있다.
④ 작용기전 콜라겐은 연골을 구성하는 주요 단백질이다.
⑤ 부작용 변비, 식욕감퇴, 피부 가려움증, 두통, 어지럼증, 불면증

정답 ①

해설 2형 콜라겐은 연골을 구성하는 주요 단백질로서 다른 결합조직에서도 발견된다.

## 91. 후코이단

### 01

후코이단에 대한 설명으로 틀린 것은?

① 후코이단은 여러 갈조류에서 추출되는 황산염화 다당류 성분으로 콜레스테롤의 배설을 도와 혈중 콜레스테롤 수치를 감소시키고 항염증, 항류마티스, 항응고, 항종양, 항궤양, 항균, 면역력 증진 등 여러 작용을 하는 것으로 나타났다.
② 인체적용시험에서 후코이단이 혈소판 응집을 조절해 항응고 작용을 하는 것으로 나타났으며, 비만 또는 과체중 성인에게서 혈압을 감소시키고 LDL-C 수치를 감소시켰으며 인슐린 분비를 촉진시키는 것으로 나타났다.
③ 예비연구 단계에서 장내 세균을 조절해 염증을 낮추고 Tight junction protein의 발현을 증가시켜 Cyclophosphamide 사용으로 인한 위장관 내 점막 손상을 보호하는 작용을 보였다.
④ 후코이단은 체내에서 Prostacyclin(PGI2)의 분비를 증가시켜 혈전 분해 시간을 단축하는 기전을

통해 항응고 작용을 하는 것으로 나타났으며, 또한 NK 세포 자극, 세포증식과 관련된 AP-1의 발현저하 및 IGF-IR 신호체계의 하향 조절을 통해 항종양, 항바이러스, 면역 조절 기능을 보이는 것으로 나타났다.

⑤ 항응고제, 혈전용해제 - 후코이단과 병용 시 출혈의 위험이 감소할 수 있다.

정답 ⑤

해설 항응고제, 혈전용해제 - 후코이단과 병용 시 출혈의 위험성이 증가할 수 있다.

## 92. 해초, 다시마

### 01

해초, 다시마에 대한 설명으로 틀린 것은?

① 해초, 다시마와 같은 갈조류는 Iodine을 풍부하게 함유하고 있다. 갈조류는 오래전부터 갑상선기능항진증에 사용되었으며 체중 감량 효과가 있는 것으로 보인다.

② 갈조류는 피부 건강과 피부 두께에도 영향을 주는 것으로 보이며, 여성의 경우 생리 주기를 조절하는 것으로 나타났다.

③ 갈조류는 Iodine을 다량 함유하고 있으나, 일부 오염된 지역에서의 갈조류에 Arsenic과 Cadmium 같은 중금속을 함유하고 있어 원산지 체크 및 검증을 필요로 한다. 또한 식이섬유, 철분, Vitamin B12도 함유하고 있으며, 후코이단이라 불리는 다당류도 함유하고 있다.

④ 갈조류에 함유된 후코이단 성분은 항암작용, 항염증작용 등 여러 기능을 하는 것으로 알려져 있다.

⑤ 갈조류는 Fucosterol 성분을 통해 혈중 콜레스테롤 수치를 감소시키는 것으로 나타났으며, 콜레스테롤이 호르몬 스테로이드의 전구체이므로 Fucosterol 성분이 혈중 Estradiol 수치를 감소시키는 기전을 통해 생리주기를 조절하는 것으로 보인다.

정답 ①

해설 해초, 다시마와 같은 갈조류는 Iodine을 풍부하게 함유하고 있다. 갈조류는 오래전부터 갑상선기능저하증에 사용되었으며 체중감량 효과가 있는 것으로 보인다.

## 02

해초, 다시마에 대한 설명으로 틀린 것은?

① In-vitro에서는 갈조류 추출물이 $17\beta$-estradiol 수치를 감소시키며, 에스트로겐 수용체에 경쟁적 억제제로 작용하는 것으로 나타났다.
② 갈조류는 Angiotensin-I-converting 효소의 작용을 억제하는 기전으로 혈압을 낮추 는 것으로 나타났다.
③ Fucoxanthin과 Fucoxanthinol 성분은 PPAR$\gamma$를 하향 조절하는 기전을 통해 지방세포의 분화를 억제하는 것으로 보인다.
④ 부작용 갑상선기능항진증, 신독성(Arsenic 함유 제품)
⑤ 항응고제, 혈전용해제 - 이들과 병용 시 출혈의 위험이 감소할 수 있다.

정답 ⑤

해설 항응고제, 혈전용해제 - 이들과 병용 시 출혈의 위험이 증가할 수 있다.

## 93. 노니

## 01

노니에 대한 설명으로 틀린 것은?

① 다 자란 열매는 악취가 나며 고약한 맛이 나는 것으로 유명하고 전통적으로 상처, 감염, 설사, 피부질환 및 강장제로서 사용됐다. 하와이를 비롯한 여러 폴리네시아 섬들에서 주로 재배되며 주스와 영양제가 전 세계적으로 판매된다.
② 노니는 항산화, 항염증, 혈압강하, 강장작용, 항당뇨, 항종양 및 면역조절을 하는 것으로 나타났다. 노니는 HDL의 산화를 억제하고 동맥경화 예방에 도움을 줄 수 있는 것으로 나타났으며, 흡연자들의 지방 및 콜레스테롤 수치를 개선해주는 것으로 나타났다.
③ 노니의 과일과 잎에서 분리된 Glycoside, Iridoid 및 기타 성분은 항산화 효과를 보이는 것으로 나타났으며, 당독소 생성 및 당독소로 유발된 염증 작용을 억제시키는 것으로 나타났다.
④ 몇몇 동물 연구에서 노니가 비만을 억제하는 효능을 보이는 것으로 나타났으나 인체적용시험에서는 아직까지 별다른 성과를 거두지 못했다.
⑤ 사용 목적 - 당뇨병, 이상 지질 혈증, 염증성 질환, 통증완화, 면역증강, 암 치료

**해설** 노니는 항산화, 항염증, 혈압강하, 강장작용, 항당뇨, 항종양 및 면역조절을 하는 것으로 나타났다. 노니는LDL의 산화를 억제하고 동맥경화 예방에 도움을 줄 수 있는 것으로 나타났으며, 흡연자들의 지방 및 콜레스테롤 수치를 개선해 주는 것으로 나타났다.

## 02

노니에 대한 설명으로 틀린 것은?

① 노니는 칼륨, 비타민 C, 안트라퀴논, 베타시토스테롤, 카로틴, 비타민 A, 플라본 배당체, 이리도이드, 리놀레산, 루틴, 카프로산(노니의 악취와 관련된 것으로 보임), 및 우르솔산 등 여러 성분을 함유하고 있다.
② 노니 주스는 칼륨을 다량 함유하고 있으며, 함유된 퀘르세틴 성분은 Lipoxygenase 및 COX-1를 억제시키는 기전을 통해 항염증 효과를 보이는 것으로 나타났다. 또한 노니는 Aromatic DNA adduct의 생성을 감소시켜 항산화 작용을 보이는 것으로 나타났다.
③ 신장장애가 있는 환자의 경우 칼륨 함량이 높은 노니 주스 섭취를 피한다. 몇몇 사례보고에서 노니 주스가 간독성을 유발하는 것으로 나타났다. 따라서 간질환이 있는 환자의 경우 노니 주스 섭취를 피한다.
④ 칼륨보전이뇨제(Potassium-sparing diuretics), ACE 억제제, 안지오텐신 수용체 차단제(ARB)는 노니와 병용 시 고칼륨혈증의 위험이 증가할 수 있다.
⑤ 항응고제는 노니와 병용 시 혈전 생성의 위험이 증가할 수 있다.

**해설** 노니주스는 칼륨을 다량 함유하고 있으며, 함유된 퀘르세틴 성분은 Lipoxygenase 및 COX-2를 억제시키는 기전을 통해 항염증 효과를 보이는 것으로 나타났다. 또한 노니는 Aromatic DNA adduct의 생성을 감소시켜 항산화 작용을 보이는 것으로 나타났다.

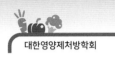
### 94. 아로니아

## 01

아로니아에 대한 설명으로 틀린 것은?

① 아로니아 열매는 초크베리라고도 불리며, 블랙, 퍼플 초크베리 등이 있고 블랙 초크베리가 가장 많이 섭취된다.

② 아로니아는 오래전부터 감기를 치료하기 위해 사용되어 왔으며, 이 밖에도 대사질환, 심혈관 질환, 요로감염, 관절염, 유방암 등 다양한 질환의 치료 목적으로도 사용된다.

③ 2015년 게재된 한 리뷰 논문에 의하면 아로니아는 143여 가지 식물들 가운데, 폴리페놀 함량이 가장 높은 것으로 나타났다. 아로니아 열매는 강력한 항산화력을 갖는 안토시아닌과 프로시아니딘을 다량 함유하고 있으며, 항산화, 항염증, 항당뇨, 항균, 항바이러스, 항암, 면역력 증진 및 심장, 간, 위 보호 능력을 갖고 있는 것으로 알려졌다. 또한 남성 불임 및 황반변성에도 사용된다.

④ 대사질환을 앓고 있는 환자들을 대상으로 진행된 예비 임상연구들에서 아로니아 추출물이 수축기 및 이완기 혈압을 감소시키고, 총콜레스테롤과 LDL-C 수치를 감소시키는 것으로 나타났고, 혈소판 응집 억제와 혈액응고 억제 및 섬유소 분해에도 도움을 주는 것으로 나타났다.

⑤ 아로니아가 함유된 주스를 섭취하면 LDL, C-reactive protein, 호모시스테인 수치가 증가하는 것으로 나타났다.

정답 ⑤

해설 아로니아가 함유된 주스를 섭취하면 LDL, C-reactive protein, 호모시스테인 수치가 감소하는 것으로 나타났다.

## 02

아로니아에 대한 설명으로 틀린 것은?

① 폴리페놀이 풍부한 블랙 초크베리와 포도씨는 고호모시스테인 혈증으로 유도된 혈소판 부착과 응집에 변형을 가해 항혈소판제로서 작용하는 것으로 나타났다.

② 아로니아 추출물은 스타틴 계열 약물과 병용 시, 심근경색 병력이 있는 환자의 수축기 및 이완기 혈압을 각각 11mmHg, 7.2mmHg 정도 증가시키고 염증성 마커 또한 증가시키는 것으로 나타났다.

③ 아로니아 추출물은 LPS로 유도된 급성 염증 모델에서 항산화 작용을 통해 망막 혈관의 반응성을 향상시키고 혈류를 개선하는 것으로 나타나, 황반변성에 도움을 줄 수 있는 것으로 나타났다.

④ 인간 대장암 In-vitro 모델에서 아로니아 추출물은 빌베리와 포도 추출물 같은 다른 안토시아닌 함유 성분들보다 더욱 강력하게 세포 성장을 억제하는 효과를 보였고, 다른 In-vitro 모델에서는 세포자멸을 유도하고 암 전이를 억제하는 것으로 보였다.

⑤ 부작용으로는 변비, 설사, 구토, 어지럼증, 심계항진 등이 있다.

정답) ②

해설) 아로니아 추출물은 스타틴계 약물과 병용 시, 심근경색 병력이 있는 수축기 및 이완기 혈압을 각각11mmHg, 7.2mmHg 정도 감소시키고, 염증성 마커 또한 감소시키는 것으로 나타났다.

## 03

아로니아에 대한 설명으로 틀린 것은?

① 아로니아는 혈관 내피 세포에서 NO 생성을 증가시켜 혈관 확장을 유발하고 안지오 텐신 변환 효소(ACE)를 조절하는 기전을 통해 혈압을 조절하는 것으로 나타났다.

② In-vitro 실험에서 아로니아는 E.coli, Pseudomonas, Klebsiella 등 여러 박테리아를 죽이는 항균작용을 하는 것으로 나타났다.

③ 철분은 아로니아와 병용 시 철분 흡수가 증가한다. 따라서 2~4시간 간격을 두고 따로 복용한다.

④ 혈당강하제 - 아로니아와 병용 시 저혈당의 위험이 증가할 수 있다.

⑤ 혈압강하제는 아로니아와 병용 시 저혈압의 위험이 증가할 수 있으며, 항응고제 및 항혈소판제와 아로니아를 병용 시 출혈의 위험이 증가할 수 있다.

정답) ③

해설) 철분은 아로니아와 병용 시 철분 흡수가 감소한다. 따라서 2~4 시간 간격을 두고 따로 복용한다.

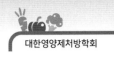

## 95. 통캣알리

### 01

통캣알리에 대한 설명으로 틀린 것은?

① 근력 강화, 발기부전, 남성 불임, 정력 등 주로 남성의 성 기능을 향상시키기 위한 목적으로 사용되고 있으며, 항박테리아, 항암, 항당뇨, 항말라리아, 항불안 등 다양한 효과를 보이는 것으로 알려져 있다.

② 대부분의 임상시험들이 말레이시아에서 진행되었고, Biotrpics사의 Physta®라는 제품을 통해서 진행되었으며, 대부분 소규모로 진행되어 연구결과에 신빙성의 문제가 존재하지 않는다.

③ 소규모 예비 임상시험을 통해서 통캣알리가 3~9개월간 장기 복용 시 남성 불임치료에 도움을 줄 수 있다는 결과가 보고되었다.

④ 109명의 30~55세 성인 남성을 대상으로 진행한 무작위 배정, 이중 맹검, 위약 대조 임상 시험에서 통캣알리를 복용한 실험군에서 발기부전 인덱스(IIEF) 수치가 증가하는 것으로 나타났고, 성욕, 정자 운동량 및 양도 증가하는 것으로 나타났다.

⑤ 통캣알리를 복용하면 혈중 테스토스테론 농도가 증가와 근력 향상에도 도움을 주는 것으로 나타났다.

 정답) ②

해설 대부분의 임상시험들이 말레이시아에서 진행되었고 Biotrpics사의 Physta라는 제품을 통해 진행되었으며, 대부분 소규모로 진행되어 연구결과에 신빙성의 문제가 존재한다.

### 02

통캣알리에 대한 설명으로 틀린 것은?

① 동물실험과 인체 적용시험을 통해서 통캣 알리가 항불안, 스트레스 완화에 도움을 줄 수 있는 것으로 나타났다.

② 병용 시 프로프라놀롤의 혈중 농도를 크게 감소시키는 것으로 나타났다. 이는 통캣알리가 프로프라놀롤의 흡수를 증가하는 것으로 보인다.

③ 혈중 테스토스테론 증가로 인한 여드름, 인슐린 저항성 등을 주의할 필요가 있다.

④ 통캣알리의 Eurypeptide 성분들이 $17\alpha$-hydroxylase(CYP 17A1)의 활성을 통해 Pregnenolone과

17-OH-pregnenolone에서 Dehydroepiandrosterone(DHEA)로 대사를 증가시키고, 프로게스테론과 17-OH-프로게스테론의 대사작용 증가를 통해 테스토스테론을 증가시키는 것으로 나타났다.

⑤ 통캇알리의 Quassinoids 성분들은 말라리아 발병 원인 종인 *Plasmodium falciparum*의 성장을 억제하는 것으로 나타났다.

정답 ②

해설 병용 시 프로프라놀롤의 혈중 농도를 크게 감소시키는 것으로 나타났다. 이는 통캇알리가 프라프라놀롤의 흡수를 억제하는 것으로 보인다.

## 96. 마카

## 01

마카에 대한 설명으로 틀린 것은?

① 마카는 지방을 풍부하게 함유하고 있으며, 식이섬유 또한 풍부하다. 또한 비타민 C를 비롯한 비타민들과 구리와 철분 같은 미네랄을 다량으로 함유하고 있다.

② 마카는 스태미나와 활력을 증진시키기 위해서 주로 복용되며, 여성의 호르몬 불균형, 생리불순, 불임, 성 기능장애 등의 치료 목적으로 복용된다.

③ 예비 임상시험을 통해서 마카가 정자의 수와 활동성을 증가시키고 정액의 양도 증가시키는 것으로 나타났다.

④ 항우울제(SSRI)를 복용 중인 여성 환자들을 대상으로 진행한 소규모 임상시험에서 마카 가 성욕과 만족도를 증가시켜서 성생활에 도움을 주는 것으로 나타났다.

⑤ 한 파일럿 연구 결과, 마카가 갱년기 후기 여성의 우울증 증상 감소와 혈압 완화에 도움을 주는 것으로 나타났으며, 다른 임상시험에서도 마카가 갱년기 후기 여성의 우울감이나 불안 등 심리적인 증상을 완화시켜 도움을 주는 것으로 나타났다. 그리고 이 같은 효과는 에스트로겐이나 안드로겐 같은 호르몬의 변화를 통해서 이뤄지는 것이 아닌 다른 기전을 통해서 효과를 보이는 것으로 나타났다.

정답 ①

해설 마카는 탄수화물을 풍부하게 함유하고 있으며, 식이섬유 또한 풍부하다. 또한 비타민 C를 비롯한 비타민들과 구리와 철분 같은 미네랄을 다량으로 함유하고 있다.

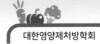

## 02

마카에 대한 설명으로 틀린 것은?

① 마카는 뿌리 부분만 약용으로 사용되며, 캄페스테롤, 베타시토스테롤 등 다양한 피토스테롤들을 함유하고 있으며, 철분, 구리, 칼슘을 다량 함유하고 있다. 또한 비타민 B군과 비타민 C, 비타민 E를 함유하고 있으며, 아미노산들도 함유하고 있다.

② 마카의 활성 성분으로는 다중불포화지방산인 Macaenes와 Macamides가 존재하며, Glucotropaeolin 같은 Glucosinolates 배당체 화합물들도 있다.

③ 동물실험을 통해서 마카 추출물이 코르티코스테론 수치와 부신의 무게를 감소시키는 등 스트레스와 관련된 마커들을 감소시키는 것으로 나타났다.

④ 정확한 기전은 밝혀지지 않았지만, 동물실험을 통해서 마카의 Macaenes와 Macamides 성분이 성 활동(Sexual activity)을 증가시키고 발기부전 증상을 완화시키는 것으로 나타났다.

⑤ 마카는 인체적용시험에선 호르몬 수치에 변화를 주지 않았지만, 동물실험에서는 암컷 쥐에서 프로게스테론 수치를 증가시키고 수컷 쥐에서 테스토스테론 수치를 감소시키는 것으로 나타났다.

정답 ⑤

해설 마카는 인체적용시험에선 호르몬 수치에 변화를 주지 않았지만 동물실험에서는 암컷 쥐에서 프로게스테론수치를 증가시키고, 수컷 쥐에서 테스토스테론 수치를 증가시키는 것으로 나타났다.

## 97. 시트룰린

## 01

시트룰린에 대한 설명으로 틀린 것은?

① 시트룰린은 비 필수 아미노산으로서 체내에서 합성되며 아르기닌으로 대사된다.

② 시트룰린은 운동능력을 향상시키기 위해서 주로 복용되며, 심부전증의 증상 완화에도 도움을 주는 것으로 알려져 있다. 또한 시트룰린은 발기부전, 겸상 적혈구 빈혈, 폐고혈압 등 심혈관 질환에도 사용되는 것으로 알려져 있다.

③ 시트룰린은 유리 형태(Free form)와 말레산(Malate) 형태로 존재하며, 운동능력 향상과 심부전증을 목적으로 진행된 임상시험에서는 말레산 형태의 시트룰린이 주로 사용되었고, 발기부전을 목적으로 진행된 임상시험에서는 유리형태의 시트룰린이 사용되었다.

④ 몇몇 임상시험을 통해서 말레산 형태의 시트룰린이 운동 전에 복용 시 무산소 운동성과 향상에

도움을 주는 것으로 나타났으며, 운동으로 인한 피로감과 근육통을 감소시키는 것으로 나타났다. 유산소 운동의 경우에는 효과가 있는 것으로 나타났다.
⑤ 심부전증 환자들을 대상으로 진행한 임상시험에서 시트룰린 단독 복용(3g/day)이 심장 박출률(좌심실 및 우심실)을 유의미하게 증가시키는 것으로 나타났으며, 고용량 아르기닌 복용(8g/day)과 비교해도 유의미한 차이가 없는 것으로 나타났다.

정답) ④

해설 몇몇 임상시험을 통해서 말레산 형태의 시트룰린이 운동 전에 복용 시 무산소 운동성과 향상에 도움을 주는 것으로 나타났으며, 운동으로 인한 피로감과 근육통을 감소시키는 것으로 나타났다. 유산소 운동의 경우 별다른 효과가 없는 것으로 나타났다.

## 02

시트룰린에 대한 설명으로 틀린 것은?

① 소규모 임상시험을 통해서 시트룰린은 남성의 성욕에 큰 영향을 끼치고, 발기력을 향상시키는데 도움을 주는 것으로 나타났다.
② 아르기닌과 시트룰린을 병용하면 이들을 각각 단독으로 복용하는 것보다 혈중 아르기닌 수치를 훨씬 더 증가시키는 것으로 나타났다. 따라서 이들을 병용하면 발기부전에 더욱 효과적일 것으로 보인다.
③ 시트룰린은 아르기닌을 대신하여 복용하는데, 시트룰린을 750~3000mg 정도 복용할 경우 용량의존적으로 혈중 아르기닌의 수치가 증가하는 것으로 나타났으며, 아르기닌 자체를 복용하는 것보다 혈중 아르기닌 수치를 더욱 증가시키는 것으로 나타났다. 이는 시트룰린의 경우 간에서 대사과정을 거치지 않고 혈액으로 바로 전달되지만, 아르기닌의 경우 간에서 대사작용을 거쳐 매우 적은 농도의 아르기닌만 전달되고 요소 또한 다량으로 생성되기 때문이다.
④ 체내에 흡수된 시트룰린은 아르기닌으로 변환되고 NO로 변환되어 혈관확장 및 혈소판 활성화를 유도하는 등 심혈관 질환에 도움을 주는 것으로 나타났다.
⑤ 또한 시트룰린으로 인해 증가된 NO가 운동 능력을 향상시키는데 도움을 주는 것으로 보이며, 발기능력 및 질의 혈액순환 향상에도 도움을 주는 것으로 보인다.

정답) ①

해설 소규모 임상시험을 통해서 시트룰린은 남성의 성욕에는 별다른 영향을 끼치지 않지만 발기력을 향상시키는데 도움을 주는 것으로 나타났다.

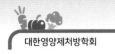

## 98. DHEA

## 01
DHEA에 대한 설명으로 틀린 것은?

① Dehydroepiandrosterone(DHEA)는 신장에서 분비되고 뇌에서도 생성되는 호르몬으로서 DHEA는 남성 호르몬인 테스토스테론과 여성 호르몬인 에스트로겐의 전구체이며, 황화 형태인 DHEA-S 는 체내에 가장 많이 분포되어 있는 호르몬이다.

② DHEA와 DHEA-S 수치는 각 인종별, 민족별, 그리고 체질량마다 다른 것으로 나타났고, BMI가 증가하면 혈중 농도가 감소하는 것으로 나타났고, 정기적으로 운동을 하면 분비량이 증가하는 것으로 나타났다.

③ 한 개인마다 차이가 있지만 나이가 들수록 분비량이 점점 감소하고 20~30대에 가장 최고 수치를 갖는다. DHEA 수치는 30대 이후부터 감소하는 것으로 알려져 있고, 여성의 경우 남성보다 더욱 빠르게 감소하는 것으로 알려져 있다. 50세 이하의 경우, 여성이 남성에 비해 혈중 DHEA 농도가 더 높은 것으로 나타났고, 50세를 넘어가면 남녀 모두 비슷한 농도를 갖는 것으로 나타났다.

④ DHEA와 DHEA-S의 수치가 높으면 여드름, 쿠싱증후군, 여성형 유방, 갑상선항진증, PCOS, 임신중독증 등 여러 질환과 연관되어 있는 것으로 나타났다. 또한 부신저하증, 심혈관 질환, 당뇨, 알츠하이머, 골다공증, 염증성 질환, 면역 질환 등 몇몇 질환들과 연관되어 있으며, 코르티코 스테로이드, 경구 피임약, 항정신병 약들을 복용 시 감소하는 것으로 알려져 있다.

⑤ DHEA는 건강기능식품으로서 노화 예방, 피부 노화, 체중 감소, 우울증, 운동능력 향상, 염증성 질환, 인지력 향상 등 여러 질환을 목적으로 복용되며, 부신저하증 환자들에게서 삶의 질 개선 및 성 기능 장애를 극복하기 위해서 복용된다.

정답 ①

해설 Dehydroepiandrosterone(DHEA)는 부신에서 분비되고 뇌에서도 생성되는 호르몬으로서 DHEA는 남성 호르몬인 테스토스테론과 여성 호르몬인 에스트로겐의 전구체이며, 황화 형태인 DHEA-S는 체내에서 가장 많이 분포되어 있는 호르몬이다.

## 02

DHEA에 대한 설명으로 틀린 것은?

① DHEA는 남녀 노인들을 대상으로 진행한 연구에서 상피세포 두께, 피지 생성 및 피부 수분을 증가시키고, 피부 착색을 감소시키는 것으로 나타났다.

② DHEA는 우울증 완화에도 도움을 주는 것으로 나타났으며, 캐나다에서는 DHEA를 3차 치료제 (Third-line treatment)로서 사용하고 있다. 대부분의 임상시험에서 DHEA 30~500mg/day를 6주 이상 복용하면, 우울증 증상을 완화시키는 것으로 나타났다. 낮은 용량의 DHEA (5~25mg/day)의 경우 우울증에 아무런 영향을 주지 않는 것으로 나타났다.

③ 몇몇 메타분석과 Cochrane 분석 결과, in-vitro fertilization(IVF) 또는 intra-cytoplasmic sperm injection(ICSI) 같은 보조생식기술(Assisted reproductive technology, ART)을 진행하기 전에 DHEA 75mg/day를 복용할 경우, ART 저반응군(Poor responder)의 가임률과 생아출생률이 감소 하는 것으로 나타났다.

④ 저활동성 성욕장애(Hypoactive sexual desire disorder, HSDD)를 앓고 있는 남녀환자들(여성은 성욕장애를 앓고 있는 갱년기 후기의 여성)에게 성욕과 오르가즘을 증가시켜주는 것으로 나타 났다.

⑤ 한 소규모 전임상연구에서 DHEA가 운동 후 근육통 및 혈중 크레아틴키나제 수치를 감소시켜 운동으로 인한 근육통에 도움을 주는 것으로 보인다.

 정답 ③

---

해설 몇몇 메타분석에 Cochrane 분석 결과 in-vitro fertilization(IVF) 또는 intra-cytoplasmic sperm injection(ICSI)같은 보조생식기술(Assisted reproductive technology, ART)을 진행하기 전에 DHEA 75mg/day를 복용할 경우, ART 저반응군(Poor responder)의 가임률과 생아출생률이 증가하는 것으로 나타났다.

## 03

DHEA에 대한 설명으로 틀린 것은?

① DHEA는 신장에서 주로 생성되며, 뇌와 생식샘에서도 소량 분비된다. DHEA의 생성은 콜레스테롤에서 CYP 11A1에 의해 Pregnenolone으로 변환되고 이는 CYP 17A1에 의해서 DHEA로 변환되어 진행된다. 그리고 변환된 DHEA는 3β-HSD에 의해서 테스토스테론의 전구체인 Androstenedione으로 변환되고 이는 17β-HSD에 의해서 테스토스테론으로 변환되거나 Aromatase에 의해서 에스트로겐으로 변환된다.

② DHEA는 체내에서 황화 형태인 DHEA-S 형태로 가장 많이 분포되어 있으며, 말초 조직에서 DHEA로 변환되어 사용된다. DHEA와 DHEA-S는 각각 Sulfotransferase와 Sulfatase에 의해서 상호 변환된다.

③ DHEA는 피부조직에서 콜라겐 형성을 촉진시키고 각질세포의 증식을 억제시키는 것으로 나타났다. 인간 각질세포에서 DHEA가 Bcl-2 단백질 대상으로 Apoptosis를 저해하고 미토콘드리아 기능장애를 예방하였다.

④ DHEA는 질 상피세포에서 방기저세포(Parabasal cell)의 비중을 감소시키고 표층세포(Superficial cell)의 비중을 증가시켜 질내 세포성숙도 지수(Maturation index)를 증가시켰다. DHEA는 내피세포의 증식을 늘리고 기능을 향상시키는 것으로 나타났고, eNOS의 생성을 촉진시키는 것으로 나타났다.

⑤ 대부분 호르몬에 의한 부작용으로는 여드름, 여성 환자의 남성화(피부유분기 증가, 체모성장, 굵은 목소리, 생리불순, 유방축소), 남성환자의 유방확대 또는 유방통, 불면증, 두통, 구역감 내분비계 변화(인슐린, 부신 호르몬, 갑상선호르몬 등)가 있다.

정답 ①

해설 DHEA는 부신에서 주로 생성되며, 뇌와 생식샘에서도 소량 분비된다. DHEA의 생성은 콜레스테롤에서 CYP 11A1에 의해 Pregnenolne으로 변환되고 이는 CYP 17A1에 의해서 DHEA로 변환되어 진행된다. 그리고 변환된 DHEA 3β-HSD에 의해서 테스토스테론의 전구체인 Androstenedione으로 변환되고 이는17β-HSD에 의해서 테스토스테론으로 변환되거나 Aromatase에 의해 에스트로겐으로 변환된다.

## 99. 구기자

### 01

구기자에 대한 설명으로 틀린 것은?

① 해외에선 Goji berry 혹은 Wolfberry라 불리는 구기자는 2000여 년 전부터 전통적으로 중국과 한국, 일본을 비롯한 여러 아시아 국가들에서 사용되어 온 약재로서 항염증, 통증완화, 면역력 증강, 혈당강하, 시력개선, 강장작용, 조혈작용 등 여러 작용을 하는 것으로 알려져 있고, 만성 간염, 당뇨병, 체중감소, 고혈압, 해열, 빈혈, 백내장 등 다양한 질병을 위해 복용돼왔다.

② 구기자에 함유된 다당류인 L. barbarum Polysaccharide (LBP)가 약리작용을 하는 주성분으로 알려져 있으며, 그 밖에도 베타인, 베타시토스테롤, 베타카로틴, 지아잔틴, 비타민 E, 비타민 A 등 여러 성분이 함유되어 있다.

③ 여러 전 임상연구들을 통해서 구기자는 항암작용, 면역증강, 항당뇨, 신경세포, 피부세포, 간세포, 시세포의 손상을 보호하는 것으로 나타났다.

④ 강력한 항산화 작용을 하는 구기자는 오래전부터 강장제로서 사용되어 왔으며, 55~72세 사이의 건강한 성인들을 대상으로 진행한 소규모 이중맹검, 위약대조 인체적용시험에서 구기자 주스를 한 달 간 매일 섭취한 결과, 항산화 마커로 알려진 혈중 SOD와 GPx 농도가 증가하고 지질과산화의 표식자인 Malondialdehyde 농도가 감소하는 것으로 나타났다.

⑤ 위 시험과 동일한 연령대의 건강한 성인을 대상으로 진행한 인체적용시험에서도 구기자 주스를 섭취하면 실험군에서 림프구, IL-2, IgG 수치가 증가하여 면역력 증강에 도움을 주는 것으로 나타났고, 피로도와 수면개선 등 웰빙에 도움을 주는 것으로 나타났다.

정답 ②

해설 구기자에 함유된 다당류인 L.barbarum Polysaccharide(LBP)가 약리작용을 하는 주성분으로 알려져 있으며, 그 밖에도 베타인, 베타시토스테롤, 베타카로틴, 지아잔틴, 비타민 C, 비타민 A 등 여러 성분이 함유되어 있다.

### 02

구기자에 대한 설명으로 틀린 것은?

① 노인들을 대상으로 진행한 소규모 인체적용시험에서 구기자에 함유된 지아잔틴을 비롯한 여러 항산화 성분들을 통해서 구기자가 황반을 저색소 침착과 연성 드루젠의 축적을 예방하는 것으로

나타났다.

② 당뇨병 환자들을 대상으로 진행한 소규모 이중맹검, 위약대조 임상시험에서 LBP 성분을 하루 300mg씩 90일간 복용시킨 결과, 대조군에 비해 식후 혈당수치가 유의미하게 감소하는 것으로 나타났으며, HDL 농도도 증가하는 것으로 나타났다.

③ 한 메타 분석 결과, 구기자가 공복 혈당수치, 총콜레스테롤 수치 및 중성지방 수치를 낮추는 것으로 나타나 심혈관대사 기능에 도움을 주는 것으로 나타났다.

④ 몇몇 사례를 통해서 구기자가 와파린의 항응고작용을 감소시키는 것으로 보고됐다.

⑤ 구기자는 CYP 3A4의 대사작용을 유도할 수 있으므로 이들과의 병용을 피한다.

 정답 ④

해설 몇몇 사례를 통해서 구기자가 와파린의 항응고작용을 증가시키는 것으로 보고됐다.


## 03

구기자에 대한 설명으로 틀린 것은?

① 구기자는 주로 말린 열매와 구기자나무의 뿌리껍질을 약재로 사용하며, 두 부분 모두 베타인과 베타시토스테롤을 함유하고 있다. 뿌리껍질에는 쿠코아민(Kukoamine)이란 성분이 함유되어 있으며 혈압강하 작용을 하는 것으로 알려져 있다. 구기자 열매는 루테인, 지아잔틴, 베타카로틴, 비타민 B3와 B6, 비타민 C 그리고 여러 미네랄을 함유하고 있으며, 주된 약리작용을 하는 것으로 알려진 다당류(LBP)들을 함유하고 있다.

② LBP는 말린 구기자 열매의 5~8% 정도를 차지하며, 여러 단당류와 지방산 그리고 갈락투론산으로 구성되어 있다. 또한 말린 구기자 열매의 0.5% 정도가 비타민 C이고 이는 레몬에 함유된 비타민 C의 함량과 비슷하다.

③ 여러 전임상연구들을 통해서 LBP는 유방암, 자궁경부암, 대장암, 위암, 전립선암, 간암, 백혈병 등 여러 암 세포주들의 증식을 억제하고 세포자멸을 유도하는 기전으로 항암효과를 보이는 것으로 보고됐다. 몇몇 동물실험들에서 LBP가 CD4+, CD8+ T cell의 숫자를 증가시키는 등 면역력 증강작용을 통해 항암효과를 보이는 것으로 나타났다.

④ 여러 동물 실험들을 통해서 구기자가 간세포를 보호하는 작용을 하는 것으로 나타났다. 알코올이나 CCl4로 유도된 간 손상 모델에서 LBP가 유의미하게 간세포를 보호하는 것으로 나타났으며, 고지방식이 모델에서 지방간의 발병을 감소시키는 것으로 보고됐다.

⑤ 고안압증 쥐 실험 모델에서 구기자가 망막절세포(Retinal ganglion cell, RGC)의 감소를 유의미하게 줄였고 혈관의 손상을 막았으며 시신경의 퇴화를 억제시켰다. LBP는 또한 미세아교세포(Microglia)의 활성을 조절하여 신경세포를 보호하는 것으로 나타났고, 강력한 항산화 작용을 통해서 망막이 퇴화되는 것을 막는 것으로 밝혀졌다. 또한 구기자에 함유된 루테인과 지아잔틴 성분이 황반변성에 도움을 줄 수 있는 것으로 보고됐다.

정답 ②

**해설** LBP는 말린 구기자 열매의 5~8% 정도를 차지하며, 여러 단당류와 아미노산 그리고 갈락투론산으로 구성되어 있다. 또한 말린 구기자 열매의 0.5%가 비타민 C이고 이는 레몬에 함유된 비타민 C의 함량과 비슷하다.

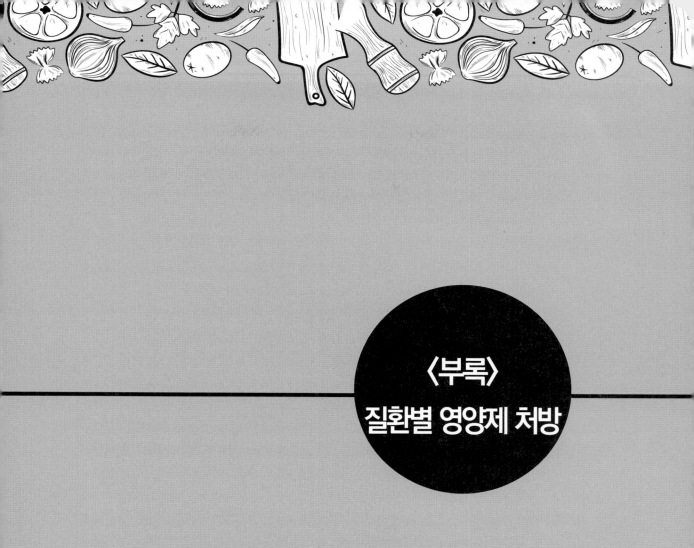

〈부록〉
질환별 영양제 처방

**간 건강( Liver health)에 가장 도움이 되는 높은 근거의 영양제 처방은?**

1. 실리마린(Silymarin) 1회 420mg을 1일 1회 비타민 E(Vit. E) (d-a-tocopherol or RRR-a-tocopherol 형태) 1회 800IU을 1일 1회 복용한다.( ○ )

2. 카르니틴(Lcarnitine, Carnitine orotate) 1회 1000mg 1일 2회 복용한다.( )

3. 오메가-3(Omega-3, EPA and DHA) 1회 800~4000mg을 1일 1회 복용한다.( )

4. S-아데노실메티오닌(SAM-e) 1회 1200mg을 1일 1회 복용한다.( )

5. 커큐민(Curcumin) 1회 500mg을 1일 1~2회 복용한다.( )

6. 아세틸시스테인 (N-Acetylcysteine, NAC) 1회 600mg 1일 2회 복용한다.( )

 **다음은 간 학회에서 체크한 간 건강 내용이다.**
**아래 항목 중 해당된 간기능 상태 중 간기능 상태가 비정상이거나 간염 초기증세이거나 가능성에 해당되는 내용은?**

1. 아침에 일어나기 힘들고 극심한 피로나 권태감이 느껴진다.( )

2. 우측 상복부가 답답하거나 불쾌감이 있다.( )

3. 여성의 경우 생리불순, 남성의 경우 성기능 장애나 여성형 유방증이 생긴다.( )

4. 배에 복수가 차고 붓거나 또는 가스가 차거나 방귀가 자주 나온다.( )

5. 몸에 경련이 일어난다.( )

6. 피부가 가렵다.( )

7. 대변이 흰색이고 소변색이 진한 갈색을 띤다.( )

8. 손톱이 하얗게 변하고 세로 줄무늬가 생겼다.( )

9. 손바닥, 팔, 가슴 등에 붉은 반점이 나타난다.( )

10. 모두 해당( ○ )

- 출처 대한 간학회 "간 건강백서"자가 체크

**다음은 간학회에서 체크한 간 건강 내용이다.**
**아래 항목 중 해당된 간기능 상태 중 간기능 상태가 비정상이거나 간염초기 증세가 아닌 것은**
**가능성에 해당되는 내용이 아닌 것은?**

1. 아침에 일어나기 힘들고 극심한 피로나 권태감이 느껴진다.(   )

2. 우측상복부가 답답하거나 불쾌감이 있다.(   )

3. 여성의 경우 생리불순, 남성의 경우 성기능 장애나 여성형 유방증이 생긴다.(   )

4. 배에 복수가 차고 붓거나, 또는 가스가 차거나 방귀가 자주 나온다.(   )

5. 피부가 가렵다.(   )

6. 두통과 불면이 자주 나타난다.( ○ )

- 출처 대한 간학회 "간 건강백서"자가 체크

 **간질성 방광염 (과민성 방광) 자가진단 체크 사항이 틀린 것은?**

아래 항목 중 하나라도 해당되면 과민성 방광일 가능성이 높다.(   )

1. 하루에 소변을 8회 이상 본다.(   )

2. 소변이 일단 마려우면 참지 못한다.(   )

3. 화장실에서 옷을 내리기 전 소변이 나와 옷을 버리는 경우가 있다.(   )

4. 화장실을 너무 자주 다녀 일하는데 방해가 된다.(   )

5. 수면 중에는 화장실에 잘 가지 않는다.( ○ )

- 근거 : 대한요실금학회

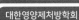
 **감기 독감(Common cold and flu) 효과적인 영양제 처방이 아닌 것은?**

1. Pelargonium sidoides(EPs 7630) 정제나 시럽을 복용한다.(    )
2. 아연; 아연 캔디(Zinclozenges) 복용한다.(    )
3. 비타민 C(Vit.C) 1회 500~1000mg을 1일 1~2회 복용한다.(    )
4. 엘더베리시럽 (Elderberrysyrup) 1회 15ml를 1일 4회 복용한다.(    )
5. 인삼 복용
6. 적정량의 음주와 카페인 400mg 섭취한다.( ○ )

 **갑상선호르몬 생산에 가장 필요한 미네랄은?**

1. 구리
2. 아연
3. 크롬
4. 셀레니움( ○ )

 **갑상선 억제시키는 요인들은?**
**RT3(비활성 갑상선호르몬)를 증가시키는 요인들**

1. 스트레스
2. 염증성인자 불균형 (imflamatoryimbalance)
3. 독소들(toxins)
4. 면역력 감소(immune challenges)
5. 모두 맞다.( ○ )

## 다음 중 (   )에 필요한 미네랄 제제는?

갑상선은 (셀레늄)이 많이 필요로 하는 조직으로 (셀레늄) 결핍 시에 tyrosine에서 thyroxine으로 갑상선호르몬 생산 과정에서 만들어지는 많은 H2O2로부터 갑상선 조직을 보호하는데 glutathione peroxidase와 thioredoxinreductase가 작동하게 된다. 이 이유로 autoimmune thyroditis 및 hypothyroidism에 (셀레늄)이 중요하다. (셀레늄) 보충제(Selenomethionine 200mcg) 복용 시 7.5개월은 복용해야 한다.

답: 셀레늄

## 갑상선호르몬 생산율을 상승시키는 요인들 중 틀린 것은?

1. 철분
2. 요오드
3. 티로신
4. 아연
5. 셀레늄
6. 비타민 C. D. E. B2. B3.B6
7. 해당 사항 없음( ○ )

## 갑상선호르몬 생산율을 상승시키는 요인은? T4 에 서 T3으로 변환율 증가시키는 요인들

1. 셀레늄
2. 아연
3. 비타민 A
4. 비타민 E
5. 모두 해당( ○ )

## LDL 콜레스테롤 수치가 낮을 수 있는 경우는?

1. 유전성 지단백 결핍
2. 갑상선항진증
3. 감염, 급성 염증이 있는 경우
4. 스트레스 임신 중
5. 모두 해당( ○ )

## LDL 콜레스테롤 관리를 위해 도움이 음식은?

1. 달걀노른자, 오징어, 멸치, 새우, 생선, 알, 장어( )
2. 삼겹살, 소시지, 베이컨( )
3. 올리브유, 카놀라유, 채소, 해조류, 등푸른생선( ○ )
4. 돼지기름, 버터, 생크림, 치즈( )

## 관상동맥 질환에 준하는 위험 질환은?

1. 말초동맥 질환
2. 복부 대동맥류
3. 증상이 동반된 경동맥 질환
4. 당뇨병
5. 모두 맞다( ○ )

부록 - 질환별 영양제 처방

## 고지혈증 LDL 수치 감소에 도움을 주는 영양제는?

1. 홍국(Red yeast rice) 1회 600~1200mg을 1일 2회 복용한다.(  )
2. 수용성 식이섬유 (Soluble fiber) 하루 7g 이상 섭취한다.(  )
   차전자피(Psyllium). Psyllium, glucomannan, inulin, pectin, guar gum, oat beta-glucan, barleybeta-glucan
3. 식물성스테롤(Phytosterols) 1회 2000mg을 1일 1회 베르베린(Berberine) 1회 300mg을 1일 1회 복용한다.(  )
4. 판테틴(Pantethine) 1회 300mg, 1일 2~4회 마늘 (Garlic) 1회 300~1500mg을 복용한다. (  )
5. 모두 해당( ○ )

## 고지혈증 감소 TG 수치 감소 또는 HDL 수치 증가에 도움을 주는 영양제는?

1. 피쉬오일 (Fish oil) 1회 1000~1200mg, 1일 1~4회 복용한다.(  )
2. 커피와 적절한 음주( ○ )
3. 나이아신(Vit. BJ) 1회 500mg, 1~4주간 취침 전 1정 복용한다.(  )
4. 판테틴(Pantethine) 1회 300mg을 1일 3회 복용한다.(  )

## 고지혈증 생활습관 개선 해당사항은?

1. 금주 혹은 질주, 금연(  )
2. 운동 및 체중감량(  )
3. 식습관 개선(저지방 우유, 식물성 기름, 야채, 곡류, 가금류, 견과류 섭취(  )
4. 모두 해당( ○ )

181

**고혈압학회 지침 생활습관 개선에 도움이 되지 않는 사항은?**

1. 체중감량(    ) 이상 체중의 유지(BMI :18.5-24.9)

2. 포화지방산과 지방의 섭취를 줄이고, 야채, 저지방  유제품의 섭취를 증가(    )

3. 하루 염분 섭취량 6g 이하(    )

4. 하루 100ml 이하의 알코올 섭취 / 여자나 마른  남자에서는 50ml 이하의 섭취( ○ )

 **고혈압에 도움이 되는 영양제 처방은?**

1. 아르기닌(L-arginine) 1회 2000~3000mg을 1일 3회 복용한다.(    )

2. 오메가-3(Omega-3) 1회 1000mg을 1일 1회 복용, 고지혈증을 동반하는 환자는 1일 3회 복용한다.(    )

3. CoQlO 1회 50~200m을 1일 1회 복용한다.(    )

4. 퀘르세틴(Quercetin) 1회 500mg을 1일 1~2회 복용한다.(    )

5. 마늘(Agedgarlicext.,AGE) 1회 480mg을 1일 1회 복용한다.(    )

6. 테아닌(L-theanine) 1회 200m을 1일 1회 복용한다.(    )

7. 모두 해당( ○ )

## 골관절염 영양제 처방?

1. 식이유황(MSM) 1일 1500~6000mg 1일 1회 복용한다.(　　)
2. 글루코사민(Glucosamine sulfate) 1회 1500mg을 1일 1회 그리고 콘드로이틴(Chondroitin sulfate) 1회 800~1200mg을 1일 1회 함께 복용한다.(　　)
3. S-아데노실메티오닌(SAM-e) 1일 600~1200mg을 3회 나눠서 복용한다.(　　)
   SAM-e는 Vitamin B군, 특히 피리독신(B6, 엽산(B9), 코발라민(B12)과 함께 작용하므로 Vitamin B군의 섭취도 중요하다.
4. 보스웰리아(Boswellia) 1일 300~400mg을 1일 3회 복용한다.(　　)
5. 피크노제놀(Pycnogenol) 1회 50mg을 1일 2~3회 복용한다.(　　)
6. 커큐민(Curcumin) 1회 500mg을 1일 2회 복용한다.(　　)
7. 모두 해당( ○ )

## 골다공증 영양제 처방 중 놓치기 쉬운 사항은?

1. 칼슘(Calcium) 1회 1000~1200mg만 복용한다.( ○ )
2. 칼슘(Calcium) 1회 1000~1200mg과 Vit k 같이 1회 복용한다.(　　)
3. 비타민 D(Vit. D) 1회 800~1000IU을 1일 1회 복용한다.(　　)
4. (갱년기 여성 환자의 경우) 붉은토끼풀(Red clover) 1회 (이소플라본으로서40~80mg)을 1일 1회 복용한다.(　　)

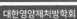
 **골다공증 생활습관 개선에 해당 사항은?**

1. 적절한 음주(    )
2. 하루 카페인 1~2잔으로 섭취 줄이기(    )
3. 금연(    )
4. 적절한 운동(    )
5. 모두 해당( ○ )

 **과민성 대장증후군에 도움이 되지 않는 영양제 처방은?**

과민대장증후군은,

특정 질환이나 해부학적으로 이상이 없는데, 스트레스나 식사 후 복통, 복부팽만감, 설사 또는
변비, 가스, 위경련 등의 소화기 증상이 반복되는 만성적인  질환이다.

1. 페퍼민트 오일(Peppermint oil)(    )
2. 프로바이오틱스(Probiotics)(    )
3. 수용성 식이섬유(Solublefiber) 1회 5g을 1일 2~3회 식전도는 식후 충분한 물과 함께 복용한
   다.(    )
4. 아티초크(Artichokeleafext.) 1회 320~640mg을 1일 3회 복용한다.(    )
5. 해당 사항 없음( ○ )

## 구내염 원인과 증상에 대한 설명 중 옳지 않은 것은?

구내염이란 원인균이 알려진 감염 또는 비감염성 원인에 의해 입 안 점막(치아주위 잇몸 볼이나 입술 안쪽 점막, 입천장의 구개점막 혀와 주변 점막)에 염증이 생기는 질환이다.

1. 일반적 구내염 증상이 나타나면 신체 면역력이 저하되었구나 생각하면 된다.(    )
2. 음식을 먹을 때 혀나 볼 안쪽을 씹어서 생기는 상처에 세균이나 바이러스가 감염되기도 한다.(    )
3. 스트레스, 피로, 과로(    )
4. 비타민(B12, 철분, 엽산의 결핍도 구내염)(    )
5. 요통과 복통( ○ )

## 구내염에 영양제 처방 해당사항은?

1. 코발라민(Vit. B2) 1회 1000mg을 1일 1회 복용한다.(    )
2. 오메가-3(Omega-3) 1회 1500mg을 1일 1회 복용한다.(    )
3. 철분(Iron)(철분 결핍성 구내염의 경우) 1회 철로서 15~20mg을 1일 1회 복용한다.(    )
   비타민 C 1회 500mg과 함께 복용하면 철분제의 흡수율이 높아진다.
   1) Ferrous sulfate 325mg (65mg ofiron)
   2) Ferrous gluconate325mg (35mg ofiron)
   3) Ferrous  fumarate324mg (106mg ofiron)
4. L-라이신(L-lysine) 1회 500~1000mg을 1일 3회 공복에 복용한다.(    )
   비타민 B6(피리독신) 50mg과 비타민C 100mg을 함께 복용하면 흡수율이 높아진다.
5. 모두 해당( ○ )

## 구내염에 영양제 처방 해당사항은?

1. 생강(Ginger ext.) 1회 1000mg 1일 1회 복용하거나 피리독신(Vit.B6) 1회 25mg을 1일 1~3회 복용한다.( ○ )
2. 비타민C 1,000mg 1일 1회 복용한다.( )
3. 사과쥬스를 마신다.( )
4. 토마토케첩 라이코펜 성분이 효과적이다.( )

## 기억력 감퇴에 도움 안 되는 영양제 처방은?

1. 백설(Bacopamonnieri) 1회 300~450mg을 1일 1회 복용한다.( )
2. 후퍼진A(HuperzineA) 1회 0.4mg을 1일 1~2회 복용한다.( )
3. 은행잎(Ginkgobilobaext.) 1회 60mg과 인삼(Panaxginseng) 1회 100mg을 1일 2회 복용한다.( )
4. 적절한 음주( ○ )

## 백내장을 위한 영양제에 해당하는 것은?

1. 루테인(Lutein) 1회 10mg 그리고 지아잔틴(Zeaxanthin) 1회 2mg을 1일 1회 복용한다.( )
2. 글루타치온(Glutathione) 1회 250mg을 1일 1회 복용한다.( )
3. 포도씨추출물(Grapeseedextract, PCO) 1회 100~300mg을 1일 1회 복용한다.( )
4. 빌베리(Vacciniummyrtillus) 1회 120mg을 1일 2회 복용한다.( )
5. 모두 해당( ○ )

**황반변성에 도움이 되는 영양제는?**

1. 비타민 C (Vit. C) 500mg(    )
2. 비타민 E (Vit. E) 400IU(    )
3. 아연(Zinc) 25mg(    )
4. 구리(Copper) 2mg(    )
5. 루테인(Lutein) 10mg(    )
6. 지아잔틴(Zeaxanthin) 2mg(    )
7. 모두 해당( O )

 **황반변성 백내장에 생활 습관 개선 중 해당사항은?**

1. 당 지수 낮은 음식(Low-glycemic load diet )(    )
2. 과일, 야채 저지방 유제품, 단백질 위주의 식사(    )
3. 탄수화물과 당류 섭취는 낮게(    )
4. 루테인과 지아잔틴이 풍부한 음식물(브로콜리, 케일, 시금치)(    )
5. 자외선 차단(    )
6. 모두 해당( O )

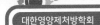 

 **다낭성 난소증후군에 도움이 되는 영양제 처방은?**

- 호르몬의 불균형으로 인하여 난소에 많은 작은 낭종이 발생하여 커진 난소와 배란장애로 인해
- 불임, 희발월경, 무월경, 생리불순 혹은 다월경
- 남성 호르몬 증가로 인한 신체에 체모 발생, 여드름, 인슐린 저항성
- 고혈압, 고지혈증 등 대사증후군 등의 증상을 보이는 질환이다.

1. 오메가-3(Omega-3) 1회 1000~1500mg을 1일 1회 복용한다.(   )
2. 비타민 D(Vit. DJ ) 1회 2000IU를 1일 1회 복용한다.(   )
3. 이노시톨(D-chiro-lnositol, DCI) 1회 1200mg을 1일 1회 복용한다.(   )
4. 시나몬(Cinnamon ext.) 1회 300mg 1일 3회 복용한다.(   )
5. 모두 해당( ○ )

 **다이어트에 도움 안 되는 영양제 처방 사항은?**

1. 유청 단백질 (Whey protein powder) 1회 20g을 1일 3회 식간 때 복용한다.(   )
2. 식이섬유 파우더(Soluble/insolublefiberpowder) 1회 5g을 1일 3회 복용한다.(   )
   차전자피(Psyllium), 글루코만난(곤약, Glucomannan)
3. 알파리포산(Alpha-lipoicacid, ALA) 1회 300~600mg을 1일 3회, 매 식사 30분전에 복용 한다.(   )
4. 카르니틴(L-carnitine)1회 2g을 1일 1회 복용한다.(   )
5. 하이드록시 트립토판(5-HTP) 1회 300mg을 1일 3회 12주간 복용한다.(   )
6. 시서스(Cissusquadrangularis) 1회 500mg 1일 3회 복용한다.(   )
7. 해당 사항 없음( ○ )

## 비만 관련 약물 중에서 지방분해 효소억제제는?

1. 제니칼 경구 복용한다.( ○ )

2. 펜터민 경구 복용한다.(    )

3. 카르니틴 주사(    )

4. 글루카곤 앙펩티드(GLP-1) - "삭센다" 주사(    )

## 최근 2-3개월간의 혈당 상태를 잘 반영한 것은?

1. 당화혈색소(HA1c)( ○ )

2. 공복혈당수치(    )

3. 식사 2시간 후 혈당수치(    )

4. 아침 혈당수치(    )

## 당뇨에 도움이 되는 영양제 처방은?

1. 피콜린산크롬(Chromiumpicolinate) 1회 200mg을 1일 1회 복용한다.(    )

2. 시나몬(Cinnamonext) 1회 1~6g을 1일 1회 복용한다.(    )

3. 베르베린(Berberine) 1회 500mg을 1일 1~3회 복용한다.(    )

4. 당뇨말초신경병증에 알파리포산(Alpha-lipoicac id, ALA) 1회 600mg을 1일 1 ~ 3회 공복에 복용한다.(    )

5. 모두 해당( ○ )

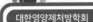
 **당독소 AGEs (Advanced Glycation Endproducts) 해당 사항이 아닌 경우는?**

1. 당뇨 및 당뇨합병증 조기 진단의 마커(　)

2. 당뇨와 합병증 당독소 원인물질인 Methylglyoxal이다.(　)

3. 당독소 원인 Methylglyoxal은 각 장기에서 아미노산 아르기닌, 라이신 등과 결합한 단백질 최종산물(　)

4. 당독소는 인체의 뇌, 간, 근육, 신장, 혈관 등에 그다지 크게 손상을 주지 않는다.( ○ )

 **편두통에 도움이 되지 않는 영양제 처방은?**

1. 독성이 제거된 머위 (Butterbur - Petadolex®) 1회 50~75mg(0.75~11.25mg of Petasin)(　)

2. (편두통 예방차원) 리보플라빈 (Vi t. B2) 1회 400mg을 1일 1회 최소 3개월간 복용한다.(　)

3. (편두통 예방차원) 마그네슘(Magnesium)1회 400~600mg을 1일 1회 최소 3개월간 복용한다.(　)

4. CoQlO 1회 100mg을 1일 3회 최소 3개월간 복용한다.

5. 초콜릿을 적당량 복용한다.( ○ )

## 류마티스 관절염에 도움 되는 영양제 처방은 ?

자가면역질환으로 자신의 관절 및 연골조직 파괴와 염증을 지속적, 비가역적으로 유발하여 결국에는 변형을 초래한다.

1. 피쉬오일(Fishoil, EPA: DHA 비율 1.5:1 이상 제품) 1200mg을 1일 2~3회 복용한다.(    )
2. 감마리놀렌산(Gamma-linolenicAcid, GLA) 1회 400~900mg을 1일 3회 복용한다.(    )
3. 비타민 E (Vit. E) 1회 600mg을 1일 2회 복용한다.(    )
4. 비변성 2형 콜라겐(UndenaturedcollagenTypeII,UC-II) 1회 40mg을 1일 1회 취침 전 복용한다.(    )
5. 모두 해당( ○ )

## 만성피로에 도움이 되는 영양제 처방은?

1. 카르니틴(L-carnitine) 1회 500~1000mg을 1일 2~3회 복용한다.(    )
2. NADH 1회 10mg을 1일 1회 복용한다.(    )
3. 종합 비타민과 미네랄(Multivitamins with minerals) 1회 1정을 1일 1회 최소 2개월간 복용한다.(    )
4. 근육통 동반 피로에 CoQIO 1회 100~300mg 1일 1회 복용한다.(    )
5. 한국 인삼(Panaxginseng) 1회 1000mg을 1일 2회 복용한다.(    )
6. 모두 해당( ○ )

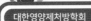

## 변비 영양제 처방 중 합당하지 않은 것은?

1. 수용성 식이섬유(Solublefiber) 1회 5~10g을 1일 2~3회 식전 또는 식후 충분한 물과 함께 복용한다.(　)
2. 서양 오얏 푸룬주스 50g (식이섬유로서 6g) 혹은 차전자피 22g (식이섬유6g) 복용한다.(　)
3. 프로바이오틱스(Probiotics)(　)

   야구르트(Yakult - Lactobacillus caseiShirota) 1회 6.5*109CFU/d 1일 1회 복용한다.

   비피도박테리움렉티스(Bifidobacterium/actis) 1회 1*101°CFU/d 1일 1회 복용한다.
4. 적절히 익은 감을 먹는다.( ○ )

## 부정맥에 도움이 되지 않는 영양제 처방은?

1. 카르니틴(L-carnitine) 1회 1000mg을 1일 3회 복용한다.(　)
2. 마그네슘(Magnesium) 1회 320~420mg을 1일 1회 복용한다.(　)
3. 오메가-3(Omega-3) 1회 1200mg을 1일 1회 복용한다.(　)
4. CoQIO 1회 100mg을 1일 1~3회 복용한다.(　)
5. 적당량의 커피(카페인)( ○ )

## 불면증에 해당되지 않는 영양제 처방은?

1. 멜라토닌(Melatonin) 1회 5~10mg을 1일 1회 복용한다.(　)
2. 발레리안(Valerian) 1회 300~600mg을 취침 30분~1시간 전에 복용한다.(　)
3. 데아닌(L-theanine) 1회 50~400mg을 취침 30~1시간 전에 복용한다.(　)
4. 고단백질 식사( ○ )

## 빈혈 영양제 처방에 해당사항이 아닌 것은?

1. 철분(Iron) 1회 철로서 60~200mg을 1일 1~3회 나눠서 복용한다.(    )
2. 비타민 C 1회 500mg과 함께 복용하면 철분제의 흡수율이 낮아진다.( ○ )
3. 엽산(Vit.BJ) 1회 500mcg을 1일 1회 복용한다.(    )
4. 코발라민(Vit.B1;J) 1회 1~2mg을 1일 1회 복용한다.(    )

## 소화불량에 적절한 표현은?

소화불량은 위, 십이지장을 포함하는 상부 위장관에서 발생하는 소화기 증상을 말하는 포괄적인 용어이다.

1. 질환으로 인한 기질성 소화불량(organic  dyspepsia)있다.(    )
2. 원인 불명의 기능성 소화불량(functional dyspepsia)이 있다.(    )
3. 일반적으로 기능성 소화불량은 로마기준 III에서 "위 십이지장 영역에서 발생되는 증상인 식후 포만감, 조기 만복감, 속쓰림(epi-gastricburning) 중 한 가지 이상을 호소할 때"를 의미한다.(    )
4. 모두 해당( ○ )

## 소화불량 영양제 처방에 해당되지 않는 것은?

1. 아티초크(Artichokeleaf  ext.)1회 640mg을 1일 3회 최대 6주간 복용한다.(    )
2. 알파 - 갈락토시데이즈(Alpha-galactosidase(Beano®)) 1회 2정을 1일 3회 복용한다.(    )
3. 멜라토닌(Melatonin)1회 1~3mg 취침 전 복용한다.(    )
4. 생활습관 개선에 적절한 알코올과 카페인을 섭취한다.( ○ )

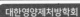 

 **숙취 영양제 처방에 적절한 것은?**

숙취는 알코올이 함유된 음료, 술 등을 마시고 수면에서 깨어난 후에 특이한 불쾌감이나 두통, 구역질 그리고 심신의 작업능력 감소 등이 1~2일간 지속되는 일을 말한다.

1. 실리마린(Silymarin) 1회 420mg을 1일 1회 복용한다.(   )
2. 벤포티아민(Vit. B1) 1회 200~300mg을 1일 1회 복용한다.(   )
3. 피리독신(Vit. BJ 1회 400mg을 음주 전 간, 후 총 1200mg을 복용한다.(   )
4. 글루타치온(Liposomal glutathione) 1회 500~1000mg을 음주 전 복용한다.(   )
5. 알파리포산(Alpha-lipoicacid, ALA) 1회 400mg을 음주 전 복용한다.(   )
6. 아세틸시스데인(N-acetylcysteine) 1회 600mg을 음주 전 복용한다.(   )
7. 모두 해당( ○ )

 **스트레스와 불안증에 영양제 처방?**

1. 카바(Kavakava) 1회 250mg(Kavalactone으로서 75m 양을 1일 1~3회 복용한다.(   )
2. 아슈와간다(Ashwagandha) 1회 1000mg을 1일 2회 복용한다.(   )
3. 발레리안(Valerian) 1회 300~450mg을 1일 3회 복용한다.(   )
4. 테아닌(L-t heanine) 100 ~250mg daily(   )
5. 홍경천(Rhodiolarosea) 1회 100~300mg을 1일 2회 복용한다.(   )
6. 모두 해당( ○ )

### 신장결석의 영양제 처방에 도움이 되지 않는 내용은?

1. 구연산칼륨-마그네슘 (Potassium- magnesium citrate) 1회 250~500mg을 1일1회 복용한다.(  )
2. 구연산칼슘(Calciumcitrate) 1회 1000~1200mg을 1일 1회 복용한다.(  )
3. 피리독신 (Vit. B6) 1회 50~200mg을 1일 1회 복용한다.(  )
4. 오메가-3(Omega-3)1회 1200mg을 1일 1회 복용한다.(  )
5. 고용량 비타민 C 복용한다.( ○ )

### 심부전증 영양제 처방에 도움이 되는 내용은?

심부전증은 심장의 기능 저하로 몸 전체에 혈액을 충분히 공급 하지 못하는 상태를 말한다.

1. 산사나무(Hawthornleafandflowerext) 1회 200~600mg을 1일 3회 복용한다.(  )
2. CoQ1O 1회 100mg을 1일 3회 복용한다.(  )
3. 카르니틴(L-carnitine) 1회1000mg을 1일 2~3회 복용한다.(  )
4. 아르기닌(L-arginine) 1회 2g을 1일 3회 복용한다.(  )
5. 시트룰린(L-Citrulline) 1회 1000mg을 1일 3회 복용한다.(  )
6. 크레아틴(Creatine) 1일 20g을 나누어 복용한다.(  )
7. 베르베린(Berberine) 1회 400~600mg을 1일 3회 복용한다.(  )
8. 모두 해당( ○ )

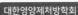 
 **알레르기, 알레르기성 비염에 도움이 되지 않는 영양제 처방은?**

1. 머위(Butterburleafext) 1회 75mg을 1일 3회 복용한다.(1일 30mg petasin)( )
2. 커큐민(Curcumin) 1회 500mg을 1일 1회 복용한다.( )
3. 스피룰리나(Spirulina) 1회 1~2g을 1일 1회 복용한다.( )
4. 적정량의 카페인( ○ )

 **여성 갱년기 장애에 도움이 되는 영양제 처방은?**

1. 성요한초(St.John'swort) 1일 500~2000mg을 2~3회 나눠서 복용한다.( )
2. 대두(Soy bean) 이소플라본으로서 1회 40~80mg 1 일 1회 복용한다.( )
3. 붉은토끼풀(Redclover) 이소플라본으로서 1회 80~160mg을 1일 1회 복용한다.( )
4. 홉(Hops) 1회 500mg 1일 2회 복용한다.( )
5. 달맞이꽃 종자유(Eveningprimroseoil) 1회 1000mg을 1일 1회 복용한다.( )
6. 피크노제놀(Pycnogenol) 1회 200mg을 1일 1회 복용한다.( )
7. 모두 해당( ○ )

 **우울증 효과에 가장 근거가 높은 영양제는?**

1. S-아데노실메티오닌(SAM-e)오메가- 3(Omega-3) 성요한초(St.John'swort)( ○ )
2. DHEA (Dehydroepiandrosterone) 1회 30~500mg을 1일 1회 복용한다.( )
3. 커큐민(Curcumin)엽산(Folic acid, Vit. B9) 메틸엽산(L-methylfolate) 비타민 D (Vit. DJ1회 1500 IU를 1일 1회 복용한다.( )
4. 하이드록시 트립토판(5ーHTP) 크레아틴(Creatine) 홍경천(Rhodiolarosea) 1회 340mg을 1 일 1~2회 복용한다.( )

### 월경 전 증후군 영양제 중 가장 근거 높은 영양제는?

1. 체이스트베리(Chasteberry) 1회 20mg을 1일 1회 복용한다.( ○ )
2. 탄산칼슘(Calciumcarbonate) 1회 600mg을 1일 2회 복용한다.( )
3. 피리독신(Vit. B6) 1회 50~100mg을 1일 1회 복용한다.( )
4. 오메가-3(Omega-3) 1회 1000~2000mg을 1일 1회 복용한다.( )

### 이명과 청각장애에 도움이 되는 생활습관과 영양제 처방은?

1. 피크노제놀(Pycnogenol) 1회 150mg을 1일 1회 복용한다.( )
2. 은행잎(Ginkgobilobaext) 1회 120~160mg을 1일 1회 복용한다.( )
3. 멜라토닌(Melatonin) 1회 1~3mg을 1일 1회 복용한다.( )
4. 스트레스 줄이고 충분한 수면( )
5. 모두 해당( ○ )

### 임산부가 임신 중 겪는 흔한 증상이 아닌 것은?

1. 우울증( )
2. 다리경련( )
3. 입덧( )
4. 변비( )
5. 요로감염( )
6. 불면증( ○ )
7. 빈뇨( )

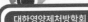

 **전립성 비대증 영양제 처방에 해당사항은?**

요도를 감싸고 있는 전립선 조직이 비대해지면 소변길이 좁아지고 방광의 용적이 작아져 자주 소변을 보게 된다.

1. 베타시토스테롤(Beta-sitostetol) 1회 60~195mg을 1일 1회 복용한다.(    )
2. 피지움(Pygeumafricanum) 1회 75~200mg을 1일 1회 복용한다.(    )
3. 아마씨추출물(Flaxseed lignanext., SDG) 1회 100~200mg을 1일 3회 복용한다.(    )
4. 호박씨유(Pumpkin seed oil) 1회 320mg을 1일 1회 복용한다.(    )
5. 모두 해당( ○ )

 **여드름 영양제 처방 중 가장 낮은 근거를 가진 영양제는?**

1. 티트리오일(Teatreeoil) 5% 1일 1~2회 환부에 바른다.(    )
2. 과산화 벤조일겔(Benzoylperoxide) 2.5~10% 1일 1~3회 환부에 바른다.(    )
3. 오메가-3(Omega-3) 1회 1000mg을 1일 1~3회 복용한다.(    )
4. 나이아신 아마이드 조합(아연, 구리, 염산)을 1일 1~2회 복용한다.( ○ )

**여드름의 예방에 해당사항은 ?**

1. 충분한 수면, 규칙적인 생활 스트레스는 즉시 푼다.(    )

2. 스스로 짜거나 만지지 않는다.(    )

3. 무스, 헤어스프레이, 헤어젤의 사용을 금한다.(    )

4. 짙은 화장은 되도록 안한다.(    )

5. 강한 자외선에 노출은 금한다.(    )

6. 과다한 음주 흡연은 삼간다.(    )

7. 모두 해당( ○ )

 **여드름의 치료에 관한 사항은?**

1. 취침 전 세안(    )

2. 국소 약물 도포 경구제 항생제 Doxycycline 투여 복용한다.(    )

3. 스케일링&필링(    )

4. 광선역학요법(PDT)(    )

5. 모두 해당( ○ )

**천식 COPD 환자를 위한 영양제 처방 중 가장 근거가 낮은 것은?**

1. 피크노제놀(Pycnogenol) 1회 50mg을 1일 2~3회 복용한다.(    )

2. 아세틸시스테인(N-acetylcysteine,NAC) 1회 600mg을 1일 1회 복용한다.(    )

3. Pelargonumsidoides(EPs 7630)(    )

4. 피쉬오일(Fishoil) 1회 500mg을 1일 1~3회 복용한다.(    )

5. 비타민C(Vit.C) 1회 500mg을 1일 1~2회 복용한다.(    )

6. 비타민 D (Vit. D) 1회 600IU을 1일 1회 복용한다.(    )

7. 마그네슘(Magnesium) 1회 200~400mg 보스웰리아(Boswellia) 1회 300mg을 1일 3회 나눠 복용한다.( ○ )

 **천식/COPD 환자들이 주로 부족한 영양 성분이 아닌 것은?**

1. 비타민 B6(    )

2. 비타민 C(    )

3. 마그네슘(    )

4. 망간(    )

5. 셀레늄(    )

6. 글루타치온(    )

7. 구리( ○ )

**치질에 가장 높은 근거를 가진 영양제 처방은?**

1. 디오스민(Diosmin)과 헤스페리딘(Hesperidin)( ○ )
2. 피크노제놀(Pycnogenol)(   )
   처음 4일간 1회 300mg을 1일 1회 복용 후 3일간 1회 150mg을 1일 1회 복용한다.
3. 말밤(Horse chestnut) (   )
   1회 250mg을 1일 2회 복용한다.
4. 해당사항 없음(   )

 **통풍 영양제 처방 중 높은 근거를 가진 경우는?**

통풍은 혈액 내에 요산[퓨린(purine)이라는 물질의 대사산물]의 농도가 높아지면서 요산염 결정이 관절의 연골, 힘줄, 주위조직에 침착되는 질병이다.

1. 비타민C(Vit. C) 1회 500mg을 1일 1~3회 복용한다.( ○ )
2. 체리추출물(Cherryext) 1회 500~1000mg을 1일 2회 복용한다.(   )
3. 핵산(   )
4. 단백질(   )

 **피부 건강  영양제 처방에 해당사항은?**

1. 아마씨유(Flaxseedoil) 1회 1000mg을 1일 2회 복용한다.(   )
2. 루테인(Lutein) 1회 10mg 지아잔틴(Zeaxanthin) 1회 2mg을 1일 1회 복용한다.(   )
3. 녹차추출물 (Green tea extract) 복용이나 외용제에 사용한다.(   )
4. 비타민C (Vit. C) 1회 500~1000mg을 1일 1회 복용한다.(   )
5. 모두 해당( ○ )

## 하지정맥류 영양제 처방에 해당하는 사항은?

하지정맥류는 보행과 직립 자세로 인해 하반신 정맥에 압력이 증가하고, 특히 종아리의 내측 (뒤쪽)에 주로 분포하는 정맥에 혈액이 정체되면서 압력이 가중되어 정맥이 점차 확장되어 발생한다.

1. 센텔라 추출물(C.asiaticaext.) 1회 30mg을 1일 1회 복용한다.(    )
2. 디오스민(Diosmin) 1회 500mg을 1일 2회 복용한다.(    )
3. 피크노제놀(Pycnogenol) 1회 150~300mg을 1일 1회 복용한다.(    )
4. 말밤(Horsechestnutseedext.)(escin으로서) 1회 50~75mg을 1일 1~2회 복용한다.(    )
5. 모두 해당( ○ )

 ## 남성 발기부전 영양제 처방에 가장 근거가 낮은 영양제는?

1. 아르기닌(L-arginine) 1 회 1000~2000mg을 1일 3회 복용한다.(    )
2. 피크노제놀(Pycnogeno!®) 1회 40mg을 1일 3회 복용한다.(    )
   아르기닌(L-arginine) 1회 500mg을 1일 3회 병용 시 상승 작용
3. 한국 인삼(Panaxginseng) 1회 600~1000mg을 1일 3회 복용한다.(    )
4. 프로피오닐카르니틴(Propionyl-L-carnitine) 1회 1000mg을 1일 2회 그리고 아세틸카르니틴 (Acety]-L-carnitine) 1회 1000mg을 1일 2회 병용한다.(    )
5. 통캇알리(Tongkatali) 1회 300mg을 1일 1회 시트룰린(L- citrulline) 1회 500~2000mg을 1일 3회 복용한다.( ○ )

# 식품분석전문가
## 1급, 2급 필기 문제정복하기

발      행 | 2021년 1월 11일

저      자 | 김갑성, 최성덕, 임종민
발 행 인 | 최영민
발 행 처 | 피앤피북
주      소 | 경기도 파주시 신촌2로 24
전      화 | 031-8071-0088
팩      스 | 031-942-8688
전자우편 | pnpub@naver.com
출판등록 | 2015년 3월 27일
등록번호 | 제406-2015-31호

정가 : 16,000원

ISBN   979-11-87244-96-7   (93510)